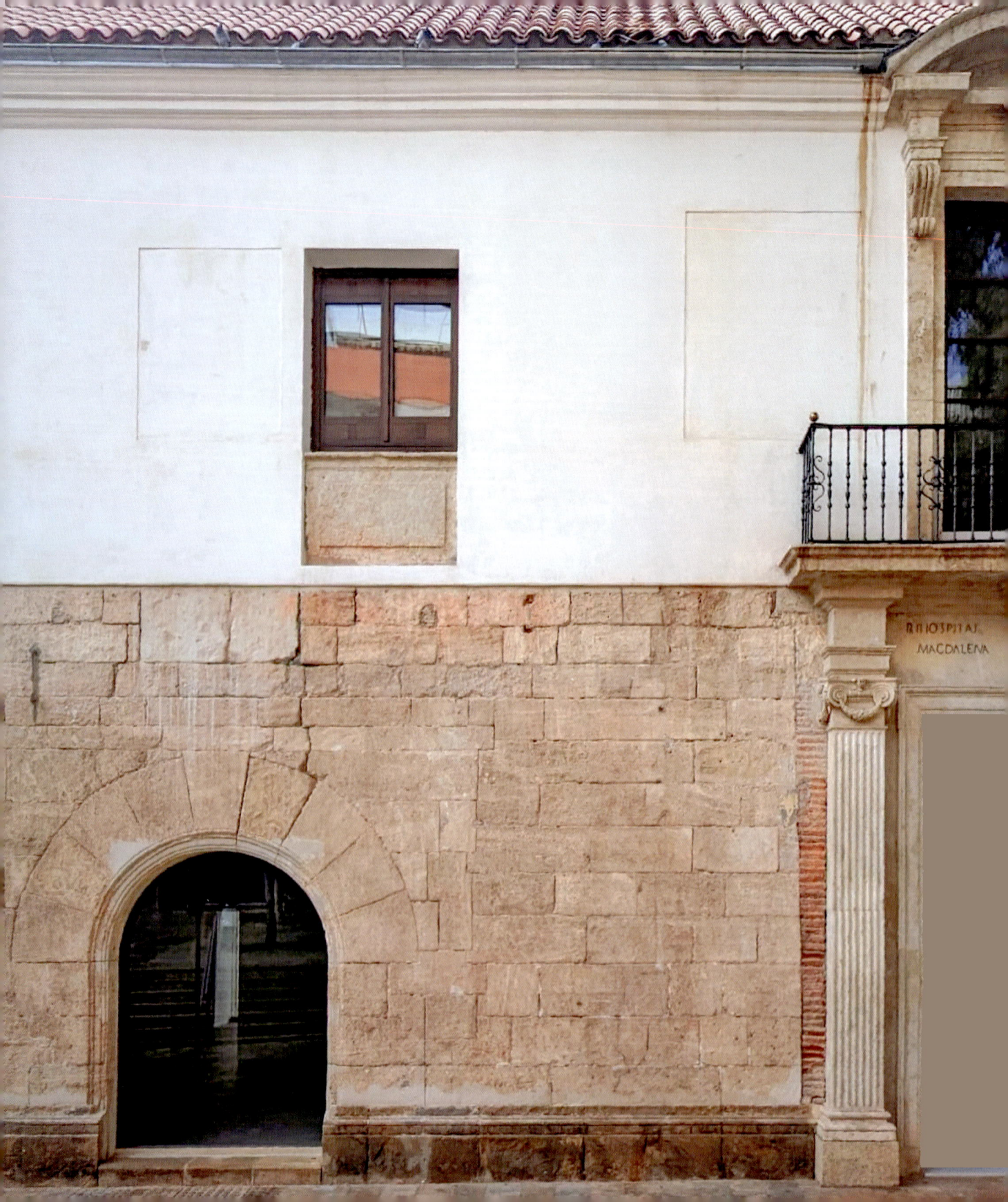

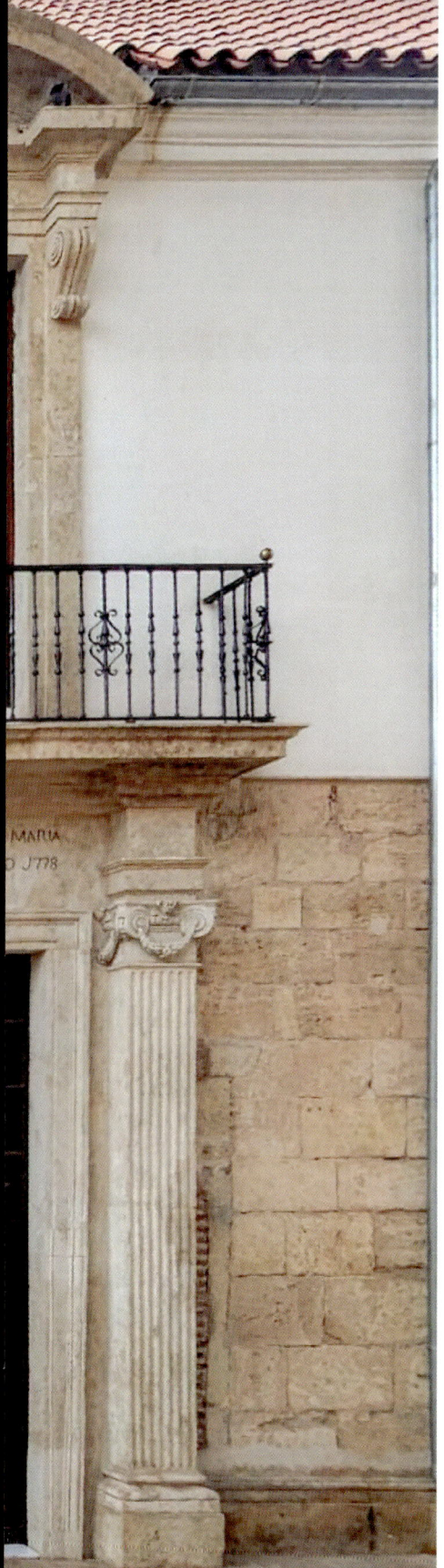

Historia
de la
medicina
almeriense

Un recorrido a través de sus profesionales, sus textos y sus recursos

Porfirio Marín Martínez
Gracia Castro de Luna
Tesifón Parrón Carreño

edual editorial UNIVERSIDAD DE ALMERÍA

HISTORIA DE LA MEDICINA ALMERIENSE.

UN RECORRIDO A TRAVÉS DE SUS PROFESIONALES, SUS TEXTOS Y SUS RECURSOS

© DE LA EDICIÓN:

Editorial Universidad de Almería, 2025

© DEL TEXTO: Porfirio Marín Martínez, Gracia Castro de Luna,
Tesifón Parrón Carreño

ISBN: 978-84-1351-333-1

DEPÓSITO LEGAL: AL 5120-2025

PRIMERA IMPRESIÓN, junio 2025

SEGUNDA IMPRESIÓN, octubre 2025

MAQUETACIÓN Y CUBIERTA:
Jesús C. Cassinello

IMPRIME:
Escobar Impresores, S.L. – El Ejido (Almería)

○

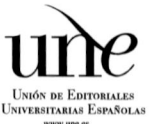

UNIÓN DE EDITORIALES
UNIVERSITARIAS ESPAÑOLAS
www.une.es

*Esta editorial es miembro de la UNE, lo que
garantiza la difusión y comercialización de sus
publicaciones a nivel nacional e internacional*

CONTENIDO

ABREVIATURAS Y SIGLAS

ACMA   Archivo del Colegio de Médicos de Almería.

AGS   Área de Gestión Sanitaria.

AJPS   Archivo de la Jefatura Provincial de Sanidad.

AMA   Archivo Municipal de Almería.

APD   Asistencia pública domiciliaria.

BCMA   Boletín del Colegio de Médicos de Almería.

BES   Boletín Epidemiológico Semanal.

BFV   Biblioteca Francisco Villaespesa.

BIPH   Boletín del Instituto Provincial de Higiene.

BIPS   Boletín del Instituto Provincial de Sanidad.

BOE   Boletín Oficial del Estado.

BOJA   Boletín Oficial de la Junta de Andalucía.

BVA   Biblioteca Virtual de Andalucía.

CGCOM   Consejo General de los Colegios Oficiales de Médicos.

DGS   Dirección General de Sanidad.

EASP   Escuela Andaluza de Salud Pública.

ENS   Escuela Nacional de Sanidad.

EDO   Enfermedad de declaración obligatoria.

FAISEM   Fundación para la Inserción Social del Enfermo Mental.

HDP   Biblioteca-Hemeroteca de la Diputación Provincial.

IASAM   Instituto Andaluz de Salud Mental.

IEA   Instituto de Estudios Almerienses.

INSALUD   Instituto Nacional de la Salud.

IPH   Instituto Provincial de Higiene.

IPS   Instituto Provincial de Sanidad.

ITS   Infecciones de transmisión sexual.

JPS   Jefatura Provincial de Sanidad.

OMC   Organización Médica Colegial.

OMS   Organización Mundial de la Salud.

PAS   Plan Andaluz de Salud.

PNA   Patronato Nacional Antituberculoso.

REAL   Revista de Estudios Almerienses.

RSEA   Revista de la Sociedad de Estudios Almerienses.

RSHP   Revista de Sanidad e Higiene Pública.

SAS   Servicio Andaluz de Salud.

SSPA   Sistema Sanitario Público de Andalucía.

SVEA   Sistema de Vigilancia Epidemiológica de Andalucía.

UAL   Universidad de Almería.

UB   Universidad de Barcelona.

UGC   Unidad de Gestión Clínica.

UIMP   Universidad Internacional Menéndez Pelayo.

UPPV   Unidad de prevención, promoción y vigilancia de la salud.

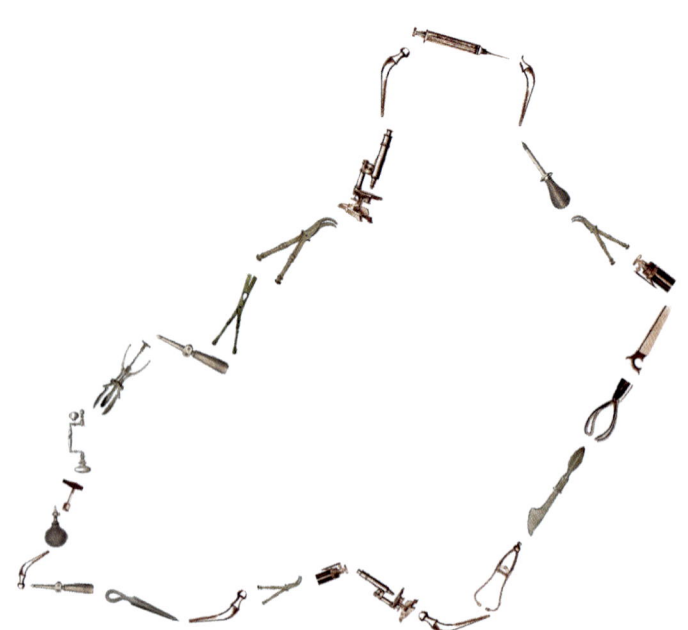

PRÓLOGO

Francisco José Martínez Amo

Presidente del Colegio de Médicos de Almería

En primer lugar quiero manifestar mi apoyo, que a su vez es el del Colegio de Médicos de Almería al que represento, a todas las iniciativas que celebren el inicio del Grado de Medicina en nuestra Universidad. Así se hizo con la exposición que sobre la «Historia de la medicina almeriense» se celebró el pasado mes de marzo en la Universidad, ahora lo hemos hecho con la colaboración en la edición de este libro y en un futuro seguiremos apoyando cualquier otra, porque Almería necesita de estos futuros profesionales y queremos que tengan la mejor formación posible.

La puesta en marcha del Grado de Medicina en la Universidad de Almería en el curso académico 2022-2023 representa el futuro pendiente de escribir de esta historia local cuyo pasado y presente hemos podido conocer a través de la exposición referida y ahora con este libro.

Si entonces la participación en la organización de la exposición referida fue un motivo de satisfacción que celebramos —organizando un acto de presentación de la misma al que se invitó a todos los profesores y alumnos que habían iniciado el primer curso del mencionado Grado—, hoy el encontrarnos con este libro que ahonda en el mismo tema nos complace enormemente, ya que nos permite conocer con mayor profundidad cuáles han sido los hitos más importantes que han acontecido en nuestra provincia en el campo de la salud y la enfermedad durante distintas etapas de nuestra historia y qué papel ha jugado el profesional médico en cada una de las etapas descritas.

Si cuando se realizó la exposición en marzo de 2023 en la Universidad de Almería el Colegio de Médicos participó con mucho interés aportando todo su material bibliográfico e instrumental que tiene en sus instalaciones y solicitando a todos los colegiados que pudieran disponer de material clínico o documentación interesante que lo aportaran, ahora nuestro apoyo a esta iniciativa para editar este libro, que complementa la exposición referida, ha sido pleno.

En su momento agradecimos a todos los colegiados su participación para aportar documentos y material médico —varios de ellos donados— que se pudo contemplar en la exposición. Ahora agradecemos a la Universidad de Almería por incluir este proyecto en su línea editorial y, principalmente, a los tres coordinadores de la exposición que, animados por la tarea de dejar constancia de los contenidos que se recogían en los distintos paneles, han completado la información que hoy podemos conocer, Porfirio Marín Martínez, Gracia Castro de Luna y Tesifón Parrón Carreño.

Los tres autores, con experiencia demostrada en los temas estudiados, han puesto todo su empeño en dejar constancia de una obra que profundiza en los distintos hitos y etapas de nuestra Historia de la medicina almeriense, realizada por médicos almerienses, recogiendo con delicadeza y precisión su práctica médica y sus escritos.

El libro tiene veinte capítulos o temas —los mismos que se diseñaron en la exposición—, todos ellos de un interés especial para nuestra historia local. Conociéndolos hará que valoremos con mayor grado el sistema sanitario que tenemos en la actualidad, porque lo que tenemos hoy día es fruto del esfuerzo de muchas generaciones de médicos por mejorar y avanzar en el conocimiento de la salud y la enfermedad de nuestra población.

Por todo ello, creo que estamos ante una obra que no sólo interesará a los estudiantes del Grado de Medicina, que en su *curriculum* deberán de conocer la historia de la profesión, sino también a la sociedad almeriense en general, porque muchos de los hechos de nuestros médicos que se citan, que han aportado lo mejor de sí mismos en favor de la salud de la población almeriense, le son familiares y más o menos cercanos a sus experiencias vitales.

Para finalizar, pienso que ha sido un gran acierto que los coordinadores de la exposición continuaran con el esfuerzo recopilatorio para así poder conformar finalmente este libro que hoy sale a la luz. En él encontraréis muchas cosas interesantes, de las que nunca habréis oído hablar. Y la exposición referida unió las distancias entre unas épocas y otras, creando un espacio único en la Historia de la Medicina en Almería. De nuevo mi agradecimiento a los autores del libro.

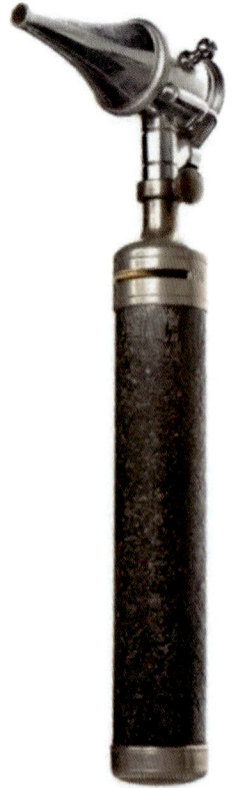

INTRODUCCIÓN

Tras haber permanecido abierta en el Aula de Exposiciones de la UAL la exposición «**Historia de la medicina almeriense**», durante el mes de marzo de 2023, los coordinadores de la misma consideramos que todo este esfuerzo expositivo y de recopilación documental debería de quedar plasmado en un libro que, a modo de catálogo, pudiera recoger la mayoría de los documentos y materiales que se han mostrado en la misma así como una galería fotográfica que nos rememorase este proyecto cultural que con tanta dosis de ilusión se programó por parte de los organizadores, la Universidad de Almería y el Colegio de Médicos de Almería.

El principal motivo que llevó a plantear este proyecto fue el hecho de que en el curso académico 2022-2023 se iniciaban por fin en la Universidad de Almería, tras muchos años de reivindicación y dificultades, los estudios del Grado de Medicina.

Además, se ha querido, a través de esta exposición, poner en valor textos —impresos en Almería o fuera de ella realizados por médicos almerienses o por otros autores, almerienses o no, que han tratado la temática que nos ocupa—, historias de médicos y hechos sanitarios que han sido relevantes en Almería en el campo de la medicina que, a pesar de haber sido hasta fechas recientes una provincia postergada, los ha tenido.

Para confeccionar el contenido de la exposición hemos contado *a priori* con médicos e historiadores almeriense que nos han aportado una documentación valiosa, como la de José Antonio García Ramos, que compartía las dos vocaciones y que con toda seguridad, de haber podido vivir este acontecimiento, lo hubiera disfrutado con creces porque era un apasionado de la historia de la medicina, o

Donato Gómez Díaz y Trino Gómez Ruiz, historiadores que con tanta claridad han contribuido a dar luz a este relato.

También hemos de manifestar nuestro agradecimiento a todas las administraciones y personas que han aportado los materiales que hemos mostrado en la misma, unas donándolo y otras cediéndolo. Todas ellas han hecho que podamos contemplar un muestrario de instrumentos, aparatos y mobiliario clínico que, por la evolución y los adelantos de la medicina, han dejado de usarse o se han visto superados por otros más eficientes, además de fotografías, bibliografía y documentación sanitaria de interés. En ello han colaborado de forma muy significativa tanto el Colegio de Médicos —con el llamamiento que realizó a sus colegiados para conseguir el material— como la Delegación Territorial de Salud y el Hospital Torrecárdenas.

No quisiéramos dejar de un lado nuestro reconocimiento a todo el personal de la Universidad que colaboró en poner a punto la exposición, como han sido los diseñadores, los técnicos audiovisuales, el personal de mantenimiento para la recogida y transporte del material, los montadores y el personal de limpieza, pero especialmente al personal del Vicerrectorado de Extensión Universitaria y Cultura que con tanto celo aportaron todos los recursos necesarios, María Elisa Álvarez Siles y José Antonio Garrido Cárdenas.

Los contenidos de la exposición se concretaron en veinte paneles —los mismos que constituyen ahora los capítulos del libro y que se reproducen al inicio de cada uno de ellos—. Los doce primeros llevaban un orden cronológico y pretendían mostrar, como si de una película se tratara, los hechos médicos más relevantes acontecidos en Almería de los que tenemos constancia documental, llegando hasta el presente y mostrando —siempre que ha sido posible— las publicaciones médicas impresas en Almería. Se podría considerar, al observar los contenidos «cronológicos», que faltan algunas referencias a hechos importantes, sobre todo los relacionados con los últimos ochenta años. No obstante, hemos de manifestar que esta supuesta carencia se ha compensado en cierta medida con los contenidos de los ocho restantes paneles denominados «temáticos» que se mostraron, y que tratan sobre problemas de salud importantes acontecidos en Almería y sobre la forma en que se ha atendido la salud del niño, de la mujer y la salud mental en nuestra provincia.

Por otro lado, podría también parecer que hay ausencias en cada uno de los capítulos temáticos al no hacerse referencia a profesionales que han tenido relación con ellos. En este sentido, hemos de decir que nuestra pretensión no ha sido exhaustiva al respecto, lo que hubiera desbordado nuestro propósito. Hemos pretendido mostrar en cada uno de ellos lo más relevante, haciendo referencia a algunos de los profesionales más destacados en este breve recorrido. Muchas de estas ausencias seguramente podrán destacarse en futuras investigaciones históricas más exhaustivas.

Al hilo de lo anterior hemos de decir que no hemos incorporado, por los mismos motivos expuestos anteriormente, capítulos de interés que requerirían un tratamiento aparte, como es la investigación o la producción científica y divulgadora en el campo de la medicina que se ha llevado a cabo por los distintos centros sanitarios asistenciales de la provincia en los últimos años o las actividades de formación continuada y la celebración de eventos científico-médicos, que tanto se han prodigado en los últimos tiempos. No obstante, algunos de ellos los hemos mencionado por su relevancia en algún capítulo en cuestión.

También, a resultas de la exposición, se nos podría tachar de tendenciosos al habernos centrado en la profesión médica. Somos conscientes de que en la actualidad la medicina se ejerce en equipo donde suelen estar integrados de forma interdisciplinar profesionales sanitarios de distinto grado, además de otros no sanitarios. En base a esto, recordemos que el sistema sanitario público de Andalucía tiene su estrategia de actuación en los procesos asistenciales integrados aplicados en las distintas unidades de gestión clínica.

La dificultad mayor que tuvimos a la hora de elaborar aquellos paneles fue la de concretar el texto y hacer una selección de las imágenes en cada uno de ellos. Por eso ahora, con esta publicación, tenemos la ocasión de poder exponer de forma más extensa los contenidos relacionados con cada panel, que en parte fueron expuestos a través de las audioguías que se elaboraron y con el montaje de un video que de forma continua se pudo contemplar mientras permaneció abierta la exposición.

Hemos observado en este trabajo que Almería ha destacado y es pionera en la actualidad en varios de los capítulos tratados —en algunos de ellos con un pasado en desventaja respecto a otros ámbitos—, y ello se debe a la iniciativa y la actuación de muchos profesionales que han dado y dan lo mejor de sí mismos en favor de prevenir y tratar la enfermedad y de mejorar la salud de los almerienses.

Las fuentes fundamentales de nuestro trabajo, además de la recopilación de los materiales que se realizó para la referida exposición, han sido los documentos —fueran estos manuscritos, prensa local, libros, boletines profesionales, folletos, textos de divulgación, paneles, fotografías, etc.—, relacionados con la medicina y publicados en Almería o editados fuera pero vinculados a la salud de la provincia. De ahí que nuestro esfuerzo se centrara en localizarlos en las bibliotecas públicas de la provincia y en los archivos de la Administración, además de hacerlo en los de los colegios profesionales e incluso en los de particulares. Parte de este material recopilado lo hemos querido mostrar en el libro, reproduciendo algunas de sus portadas o parte de sus contenidos.

Nuestro deseo último en la confección de este libro ha sido el dejar constancia de este recorrido por nuestra historia local en el campo de la medicina a través de las actuaciones de los profesionales que han destacado en diferentes circunstancias sanitarias históricas y ante distintos problemas de salud, a través de las publicaciones médicas impresas en la provincia —o fuera de ella pero realizadas por médicos almerienses o relacionadas con la provincia— y, por último, a través de los recursos empleados. Además, se ha pretendido acompañar el texto con referencias a acontecimientos relevantes acontecidos en Almería en el campo de la salud, reflejados muchos de ellos en la prensa local.

Y ello lo hacemos para conocimiento de todos los almerienses, pero especialmente de las futuras promociones médicas que han comenzado a formarse en nuestra Universidad, para que sepan de dónde venimos y qué dosis de ilusión pusieron y continúan poniendo en velar por la salud de sus congéneres los médicos y médicas almerienses que les precedieron.

Ojalá que todo el material donado a raíz de esta exposición y depositado en la Universidad de Almería y en el Colegio de Médicos pudiera constituir el origen de un futuro museo de la medicina almeriense, que a su vez podría servir de material didáctico para las futuras generaciones médicas.

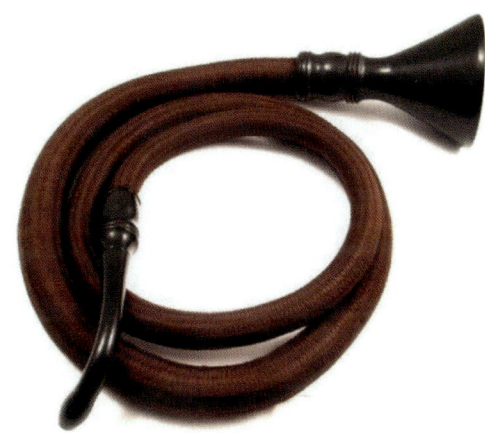

1

EL PRIMER MÉDICO ALMERIENSE, *EL BRUJO* DE LA CUEVA DE LOS LETREROS

El brujo, la imagen más grande y destacada que se encuentra entre las figuras de las pinturas rupestres que se hallan en el abrigo pétreo en la Cueva de los Letreros de Vélez-Blanco, datada entre 4.000 y 8.000 años de antigüedad (Neolítico tardío o Edad del Cobre)[1], que representa a un hombre sujetando dos hoces y un corazón, ataviado con la piel y la cornamenta de un animal, se considera y simboliza en nuestra historia de la medicina de la provincia el primer médico almeriense.

El brujo, hechicero, chamán o curandero, era la persona en las sociedades primitivas que sanaba a sus congéneres, ya que se le atribuían poderes sobrenaturales. Se entendía que el origen de la enfermedad era obra de espíritus malignos o de los dioses y que su curación pasaba por embrujos o rituales con el objetivo de hacer salir del cuerpo enfermo los malos espíritus o solicitar la benevolencia de los dioses para recuperar la salud perdida.

El brujo, como poseedor de conocimientos superiores a los del resto del grupo, representa con claridad el papel de sanador en la comunidad y actúa como intermediario entre los hombres y los dioses pero, como también tiene capacidad para establecer contacto con los malos espíritus, posee además las aptitudes necesarias para sanar a sus semejantes en caso de que sufran enfermedades.

Para nuestra historia, la de la medicina almeriense, este es el personaje principal del enorme cuadro de la Cueva de Los Letreros que está escondido en el

1.1.
Panel Nº 1 de la exposición que se realizó en la Universidad de Almería durante el mes de marzo de 2023 sobre la Historia de la medicina almeriense.

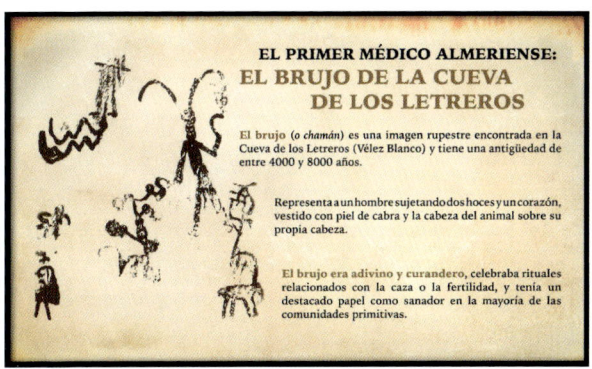

1.2.
Cueva de los Letreros, ubicada en el entorno del Maimón (Vélez-Blanco). Web.

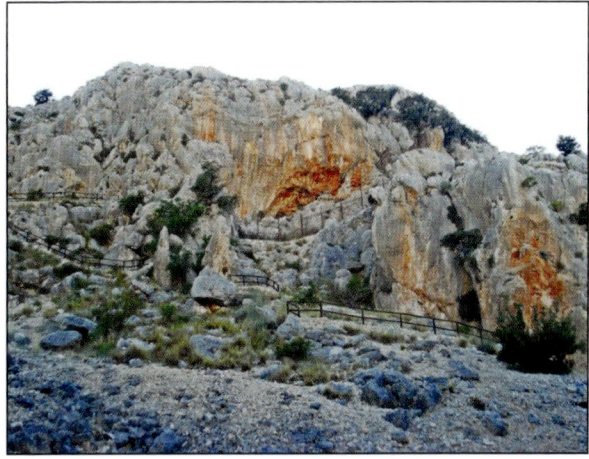

norte de Almería sobre un gran lienzo de roca. Además, el hecho de que la figura del brujo se encuentre adornada con elementos de un macho cabrío se interpreta como que dispone de la fuerza del animal a la hora de solicitar la influencia de los espíritus[2]. Nos llama también la atención el detalle de que sobre la hoz de su mano izquierda esté representado un corazón, dando a entender que para esta comunidad este era el órgano más relevante del cuerpo humano.

Este panel constituye el único de la serie que se encuadraría —dentro de la amplia historia de la medicina que exponemos—, en la «era pretécnica». Esta es propia de las culturas primitivas o arcaicas y que aún hoy día su práctica está representada en la actividad que ejercen los chamanes y curanderos en muchas culturas que aún no tienen acceso a la atención de lo que podemos denominar la medicina «moderna» o propia de la «cultura occidental». Esta última representa lo que se denomina «era técnica» de la medicina. En muchos lugares del mundo perviven de forma simultánea prácticas de curar y sanar pertenecientes a una y otra *eras*[3].

La medicina que comenzó a practicarse en el mundo helénico, hace ya unos 2.500 años (siglos VI y V a.c.), se considera el inicio de esta segunda *era* de la medicina, la *técnica*, donde encuadraríamos el resto de paneles. Desde entonces el hacedor de médico se ha preguntado por el origen natural de la enfermedad y qué remedios son los más adecuados para restablecer la salud[4]. Una muestra bibliográfica de esta *era* se pudo contemplar en el libro que se expuso conocido como «*Las epidemias de Hipócrates*», traducido y comentado en latín por **Francisco Valles de Covarrubias**, médico de **Felipe II**, impreso en Madrid en 1577.

A principios del siglo XX aparecen las primeras referencias escritas sobre la Cueva de los Letreros en la prensa local[5]. Esta fue declarada monumento histórico-artístico en 1924[6] y más recientemente ha sido incluida por la UNESCO como patrimonio mundial de la Humanidad. También, en 1917, **José Godoy Ramírez**, médico almeriense, hizo referencia a esta cueva en una monografía suya, indicando que se debía su nombre a *las famosas pictografías de significación muy controvertida*[7].

Recordemos que sobre la arqueología de los Vélez fue un gran investigador el médico almeriense y catedrático de Anatomía de la Facultad de Medicina de Granada **Miguel Guirao Gea**[8] (Vélez-Rubio, 1886; Granada, 1977), quien dio una conferencia en la Biblioteca Villaespesa sobre «*Los primitivos pobladores de la zona de los Vélez*» en 1955[9]. Seguramente en esta ocasión daría a conocer las pinturas rupestres y la figura del brujo en la Cueva de los Letreros. En 1967 se mencionó la Cueva de los Letreros —además de la de Ambrosio— en el homenaje que se le hizo en Vélez-Blanco[10].

En 1960 se le homenajeó en las Jornadas de la *Asociación de Antiguos Alumnos de la Facultad de Medicina de Granada* que se celebraron en Almería —la segunda en su historia porque la primera fue en 1929— de las varias acontecidas en Almería[11].

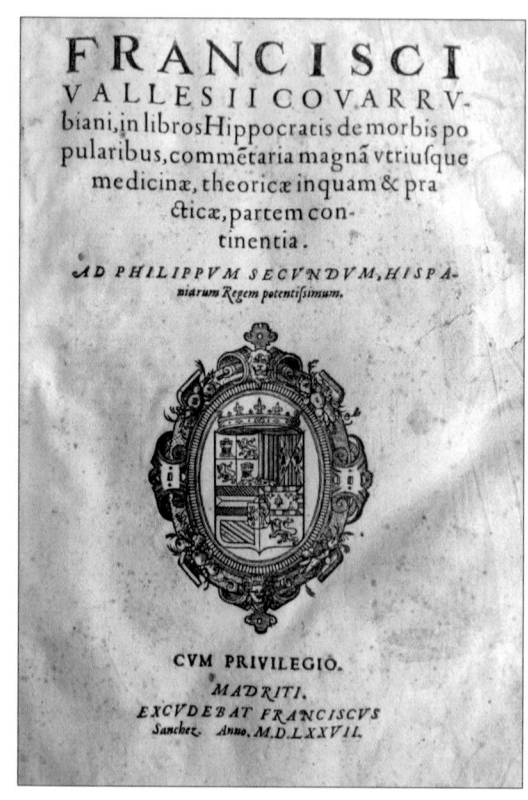

1.3. «Las Epidemias de Hipócrates», de Francisco Valles de Covarrubias (Madrid, 1577). Colección del primer autor.

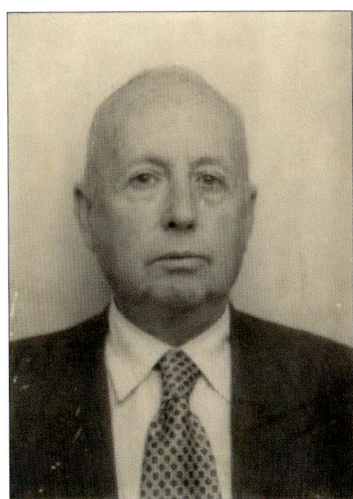

1.4. Miguel Guirao Gea. Foto del carnet de comisario local de Vélez-Rubio, expedido por la Comisaría General de Excavaciones Arqueológicas. Gentileza de Encarnación Navarro López, museóloga del Museo Comarcal velezano «Miguel Guirao» de Vélez Rubio, a quien también agradecemos que nos facilitase una reproducción de la silueta de «El Brujo», mostrada en la exposición.

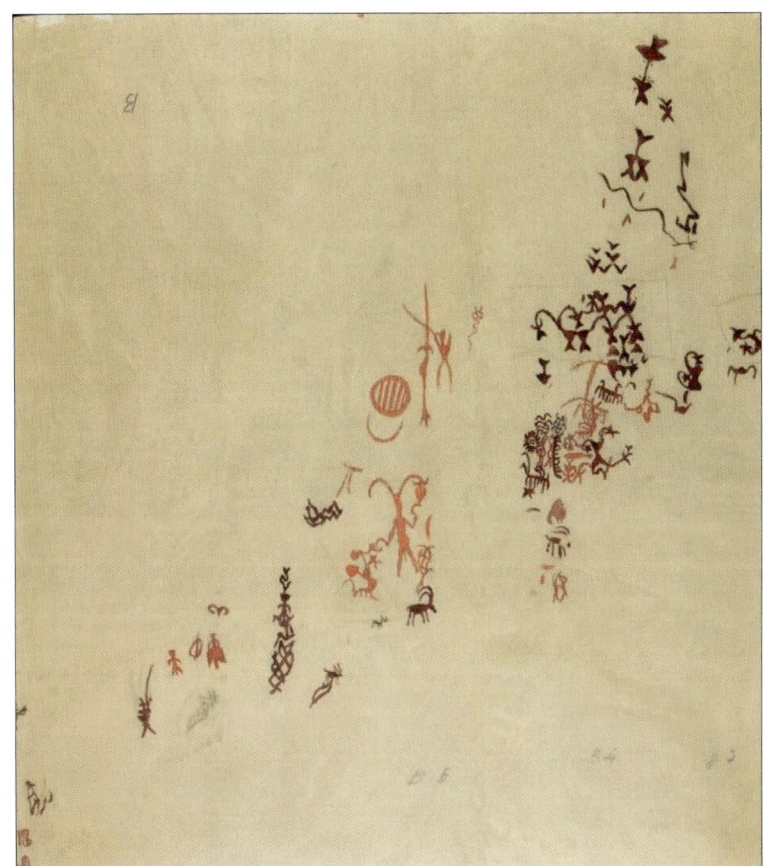

1.5. Detalles del conjunto de las pinturas donde se encuentra el brujo en la Cueva de los Letreros. Juan Cabré Aguiló. 1911. Gentileza de José Domingo Lentisco Puche.

NOTAS

1 Martínez García, J. «La cueva de los Letreros (Vélez-Blanco)». En Díaz López, JP *et al. Historia de Almería. (Tomo I). Prehistoria y Antigüedad.* Almería. Diputación de Almería, 2021, pp 74-75.

2 García Ramos, J.A. «Treinta médicos almerienses de todos los tiempos». En *Médicos almerienses. 110 años de ciencia y compromiso.* Almería. Colegio de Médicos de Almería y La Voz de Almería, 2011, pp 90-91.

3 García Ramos, JA. *La Medicina Popular en Almería.* Ensayo de Antropología Cultural. Albox (Almería). 2010. El autor nos trae muchas experiencias que él ha tenido con este tipo de medicina en Almería que tendría más que ver con la «era pretécnica». Es este el primer texto sobre esta materia publicado en Almería.

4 Laín Entralgo, P. «Introducción». En *Historia Universal de la Medicina.* Tomo 1. Barcelona. Salvat Editores, S.A. 1981, pp 1-5.

5 *La Crónica Meridional,* 03-02-1909. Artículo de Fernando Palanques, donde indica que ya fue descubierta en 1863 por el arqueólogo y catedrático de la Universidad de Granada Manuel Góngora Martínez, natural de Tabernas. También se reseña en la *RSEA,* II, (C. VII-VIII), 1911, pp 289-290, donde se indica que el Sr. Abate Enri Breuil y Juan Cabré Aguiló visitaron la cueva acompañados por Luis Siret.

6 *Gaceta de Madrid,* 128, 7 de mayo de 1924, por RO de 25 de abril de 1924.

7 Godoy Ramírez, J. *Bosquejo Geográfico Histórico de la actual Provincia de Almería.* Almería, Imp. y Pap. Sempere, 1917 (segunda edición), p 72.

8 Una interesante biografía suya, realizada por José Domingo Lentisco Puche, se encuentra en el Diccionario Biográfico de Almería (Web).

9 *Yugo,* 08-05-1955. Su figura a partir de entonces fue recurrente en la prensa local hasta su fallecimiento.

10 *La Voz de Almería,* 22-09-1967. El museo comarcal velezano de Vélez-Rubio lleva su nombre, «*Miguel Guirao*», habiendo donado su familia al mismo todo el material arqueológico resultado de sus muchas excavaciones arqueológicas de la zona que atesoró durante sus muchos años de investigación. En él también quedan constancia varias de sus publicaciones tanto de medicina como de arqueología, como *Prehistoria y protohistoria de Vélez-Rubio y Vélez- Blanco.* Granada. 1955; *Apuntes históricos sobre Vélez-Rubio y su comarca.* Publicaciones de Vélez-Rubio, 1989; o *Arqueología en la comarca de los Vélez.* Almería. Revista Velezana e IEA, 1994. Sobre historia de la medicina escribió *La medicina en Granada desde su reconquista hasta nuestros días. Centros hospitalarios y facultades de medicina.* Granada. Universidad de Granada, 1976.

11 *Jornadas Médicas. Almería.* Granada, *Actualidad Médica* (Granada), 37 (444), Dic. 1961, pp 968-972. Se le impuso la medalla de oro de la *Asociación de Antiguos Alumnos de la Facultad de Medicina de Granada* y dio un emotivo discurso defendiendo su vinculación a Almería. Curiosamente, su nieto, Miguel Guirao Piñeyro, presidió las últimas Jornadas de la citada Asociación celebradas en Almería, ya en 2016, en las que se inauguró la exposición «*SOLIDO SAXO FUNDATA, 70+70*» en el Colegio de Médicos de Almería, de la que fue comisario junto a Fernando Girón Irueste y el primer autor de este libro. Los dos primeros, distinguidos profesores de la Facultad de Medicina de Granada, visitaron nuestra exposición de la UAL, de lo que nos sentimos muy alagados.

2

ABEN JATIMA Y SU TRATADO DE PESTE (SIGLO XIV)

El siguiente paso que damos en nuestro recorrido histórico se sitúa en el período hispano-musulmán. En esta época encontramos a un médico almeriense, **Aben Jatima**, que nació en Almería entre los años 1323 y 1324 y que además fue literato e historiador. Entre sus muchos escritos destaca el *Tratado de Peste*, escrito en 1348, una importante obra para su tiempo y escrita con ocasión de la epidemia que, proveniente de Oriente a mediados del siglo XIV, recorrió toda Europa y ocasionó una gran mortalidad. Uno de sus copias manuscritas se encuentran en la biblioteca del Monasterio de El Escorial.

En su obra comenta **Aben Jatima** que la epidemia de Almería se inició en el mes de junio de 1348 y continuó durante ese verano, el otoño y parte del invierno. Entre otros factores explicativos de la epidemia señala que la situación geográfica, los vientos reinantes, las condiciones del terreno y el clima existente son favorecedores de la misma. De ahí que Almería tuviera unas consecuencias desastrosas por unas condiciones topográficas propicias para la propagación del contagio.

Sus indagaciones sobre el contagio pasaban, según su doctrina, por el contacto con los vahos exhalantes de los enfermos, teoría que hasta el siglo XIX no fue superada con el descubrimiento de los microorganismos. La prevención de la enfermedad, según él, requería del adecuado uso de las cosas externas que el hombre necesitaba, como el aire, el movimiento o el reposo, el alimento y la bebida, el sueño y la vigilia, las secreciones y, por último, las reacciones psicológicas.

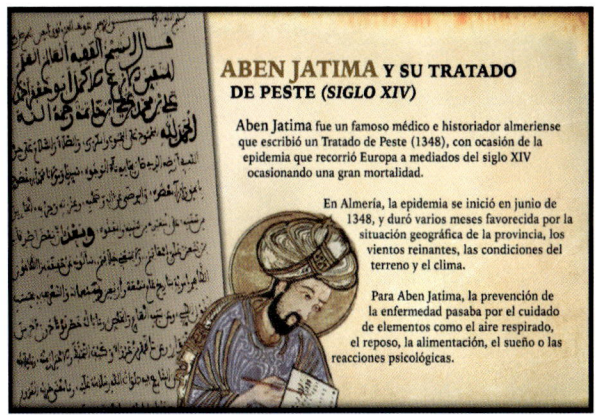

2.1. Panel Nº 2 de la exposición que se realizó en la Universidad de Almería durante el mes de marzo de 2023 sobre la Historia de la medicina almeriense.

Aben Jatima aplicaba estos principios, expuestos anteriormente por médicos andalusíes —como Avicena en su *Poema de la Medicina*— y los acomodaba a las circunstancias concretas de cada enfermo. Entre las medidas que él apuntaba para tratar la enfermedad se prodigan los remedios de plantas medicinales. También hace referencia al procedimiento de la sangría, tanto con fines preventivos como curativos.

En la segunda mitad del siglo XX fueron varios los autores que se interesaron por su figura y su

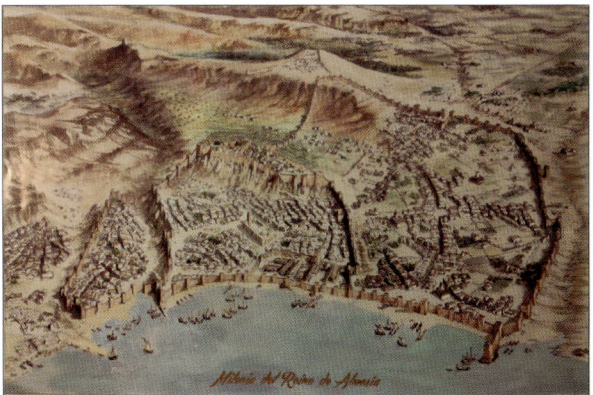

2.2. Milenio del Reino de Almería. Recreación de la ciudad de Almería en elsiglo XI. Juan José Tonda. La Voz de Almería. 2014.

aportación a la ciencia[12]. Más recientemente, otros autores han vuelto a poner de actualidad la obra de **Aben Jatima**[13].

En resumen, podemos observar la perspicacia y capacidad de observación de este médico almeriense andalusí, **Aben Jatima**, que, pese a estar influenciado por los postulados galénicos (El más elevado concepto utilizado en el pensamiento galénico —y que también procede del pensamiento hipocrático y aristotélico— es el humor, resultado de la mezcla en distintas proporciones de los cuatro elementos que constituyen los diversos componentes de los seres vivos, la sangre, la bilis amarilla, la bilis negra y la flema), supo reconocer la importancia del contagio —aunque no intuyó la presencia de gérmenes— observando cómo los comerciantes de ropas viejas fueron los más afectados.

Ante la descripción que hizo del clima de Almería y de la geografía médica de la ciudad podemos considerarle como un precursor de los «galenos» que a finales del siglo XIX hicieron al elaborar sus topografías médicas, cuando ya Pasteur había descubierto la clave de las enfermedades infecciosas[14].

Para **Aben Jatima**, como para otros médicos del Reino nazarí de Granada, su concepción de contagio, recomendando ante la epidemia de peste el aislamiento y otras medidas concernientes a la salud pública —como prohibir la asistencia a baños públicos mientras aquella durara, lavar los vestidos y evitar la contaminación por medio del contacto con los enfermos o sus ropas y utensilios—, supusieron un importante avance en el conocimiento de la peste. Sin embargo, no se aplicaron las medidas de aislamiento a nivel colectivo pues las voces de estos médicos no fueron escuchadas por el resto de la sociedad de su tiempo y sus ideas no transcendieron ya que, una vez conquistado el reino musulmán de Granada, estas cayeron en el olvido[15].

En este campo de la investigación de los médicos de *Al-Andalus* hemos de recordar aquí a **Antonio González Prats** (Almería, 1863; Barcelona, 1920), gran publicista médico y catedrático de las Facultades de Medicina de Granada, Cádiz y —en último lugar— de Barcelona y concejal en el Ayuntamiento de esta ciudad en tiempos en los que Nicolás Salmerón era líder de *Solidaridad Catalana* (1906-1909). Era hijo del político y profesor **Antonio González Garbín**, condiscípulo de **Nicolás Salmerón** en el Instituto de Almería. Dio un discurso sobre la importancia de la medicina en el mundo hispano-musulmán para su acto de recepción en la Academia de Medicina y Cirugía de Barcelona. En él ponía en valor la necesidad de conocer a los médicos andalusíes y sus obras para lo que indicaba la conveniencia de *publicar sus originales...por medio de la traducción fiel y exacta de la literatura médica arábigo-española*[16].

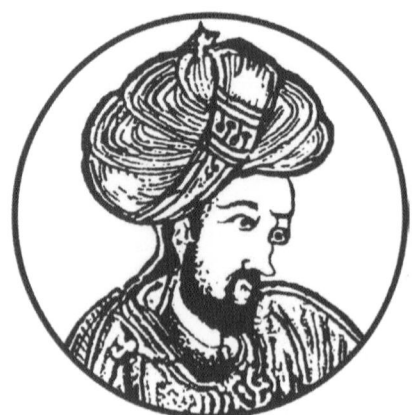

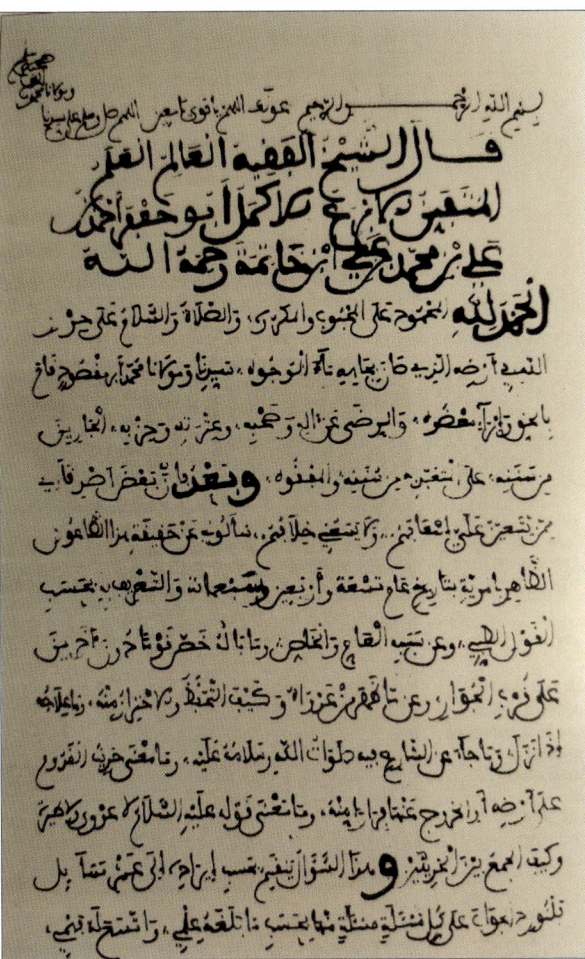

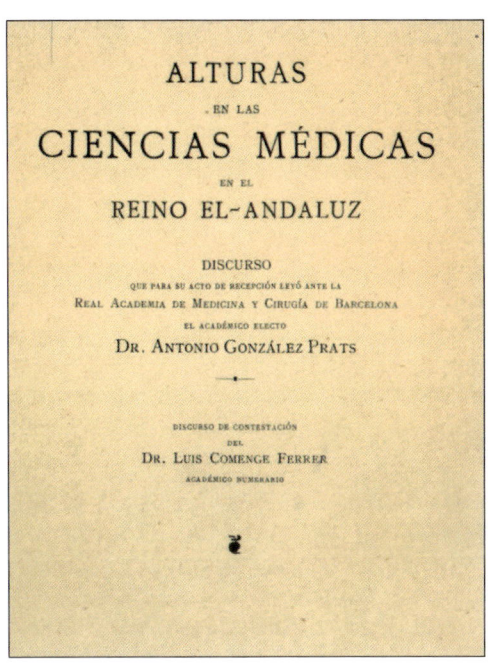

ALTURAS
. EN LAS
CIENCIAS MÉDICAS
EN EL
REINO EL-ANDALUZ

DISCURSO
QUE PARA SU ACTO DE RECEPCIÓN LEYÓ ANTE LA
REAL ACADEMIA DE MEDICINA Y CIRUGÍA DE BARCELONA
EL ACADÉMICO ELECTO
DR. ANTONIO GONZÁLEZ PRATS

DISCURSO DE CONTESTACIÓN
DEL
DR. LUIS COMENGE FERRER
ACADÉMICO NUMERARIO

2.4. Discurso para la recepción en la Academia de
Medicina y Cirugía de Barcelona de Antonio González
Prats en 1906.

2.3. Una de las páginas del manuscrito de Aben Jatima. Ibidem.
Copyright Patrimonio Nacional.

NOTAS

12 Arjona Castro, A. *Introducción a la medicina Arábi-go-andaluza (Siglos VIII-XV)*. Córdoba, 1989; Fernández Martínez-Fermat, J. «Contribución al estudio de la Medicina Árabe española. El almeriense Aben Jatima», en *Actualidad Médica* (Granada), 34, 1958, pp 403-404; Molina López, E. «La obra histórica de Ibn Jatima de Almería», en *Al-qantara* (Madrid) 9, 1, 1998; Martínez Antuña, M. «Abenjatima de Almería y su tratado de la peste», en *Religión y Cultura*, (Real Monasterio de El Escorial), 10, 1928. Todos ellos referidos en Marín Martínez, P. *El Colegio de Médicos de Almería en su centenario. (1901-2001)*. Almería. Colegio de Médicos de Almería, 2001, pp 23-25.

13 García Ramos, JA. «Treinta médicos almerienses de todos los tiempos». En *Médicos almerienses. 110 años de ciencia y compromiso*. Almería. Colegio de Médicos de Almería y La Voz de Almería, 2011, pp 91-92; Piédrola Angulo, G. «Las peste en Granada en el concepto de Ibn al-Jatib», en *Actualidad Médica* (Granada), 790, 2013, pp 13-15.

14 Arjona Castro, A. *Op. Cit.*

15 *Ibidem.*

16 González Prats, A. *Alturas de las Ciencias Médicas en el Reino El-Andaluz*. Barcelona, Tip. «La Académica», 1906. El discurso tuvo su eco en *La Crónica Meridional,* 26-07-1906.

3

GINESA MARÍN, LA CIRUJANA DE MOJÁCAR (SIGLO XVI)

En la mayor parte de la bibliografía existente sobre el ejercicio médico de las mujeres en España, se señalan los últimos lustros del siglo XIX como las fechas en que la mujer consigue obtener el título universitario para ejercer como médica. No ocurre así respecto a los oficios de partera, curandera, comadrona, enfermera y otros menesteres más o menos relacionados con la medicina en que las mujeres han jugado siempre un papel importante desde la Edad Media y en siglos posteriores[17].

Es excepcional el hecho de encontrar una médica cirujana ejerciendo en el siglo XVI en España, ya que hasta la fecha no ha sido localizada ninguna mujer desde ese siglo hasta bien entrado el XIX que ejerciera como tal salvo **Ginesa Marín**, «zirujana», en la localidad de Mojácar, que lo hizo en 1565. Sí que se tiene constancia de un caso de una cirujana anterior al de la mojaquera a principios del siglo XV en Murcia, una tal **Dña. Jasmina**, judía que aprendió el oficio al lado de su marido[18].

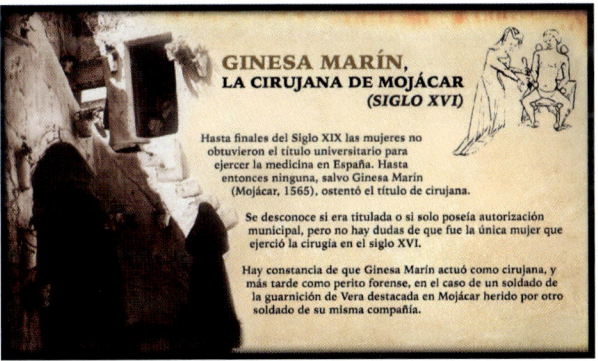

3.1. Panel Nº 3 de la exposición que se realizó en la Universidad de Almería durante el mes de marzo de 2023 sobre la Historia de la medicina almeriense.

Ginesa Marín, la «Zirujana de Mojácar», intervino primeramente el 2 de agosto de 1565, cuando ocurrieron los hechos, para atender las heridas producidas a uno de los soldados que se enzarzaron en una pelea con espadas, y, posteriormente, en tres ocasiones como perito forense —dos en un mismo día—. Resulta que un soldado de la guarnición de Vera destacado en Mojácar fue herido de gravedad por otro soldado de su misma compañía. Ambos eran hijos de personajes influyentes, circunstancia que dio lugar a un proceso judicial muy largo. La documentación que da origen a esta información procede del Archivo de la Alhambra, en la que aparecen numerosos e

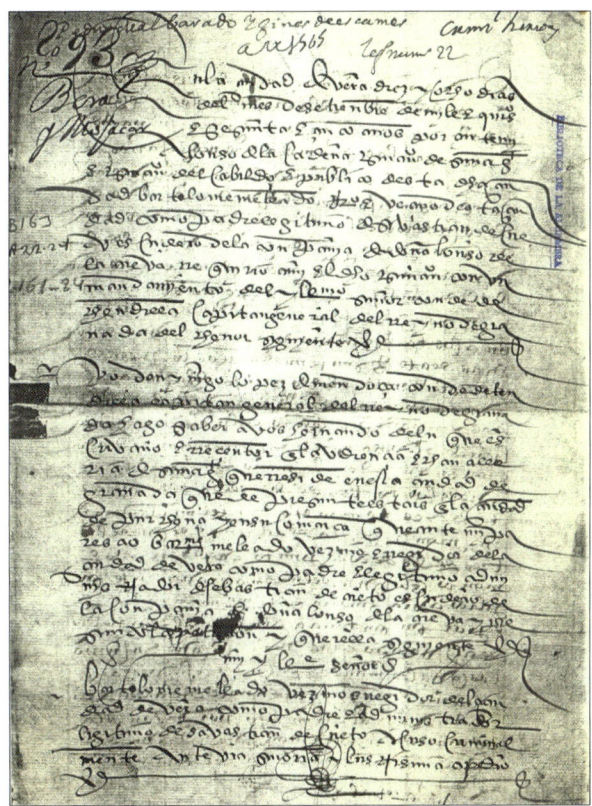

3.2. Primera página del expediente relacionado con los hechos acaecidos en Mojácar en 1565 en el que se recogen tres intervenciones de Ginesa Marín como cirujana. Archivo de la Alhambra. Legajo161. Doc. 24 (IR). Gentileza de Juan Grima Cervantes.

3.3. Rincón de Mojácar. Acuarela. 1987. Gentileza de su autor, Tesifón Parrón Carreño.

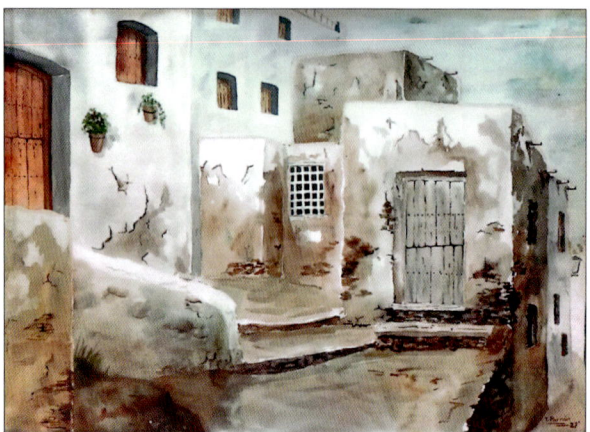

3.4. Mojácar sobre 1915. Fotografía de Kurt Hielscher. Agradecemos a Carlos Parrón Carrillo la cesión de esta imagen.

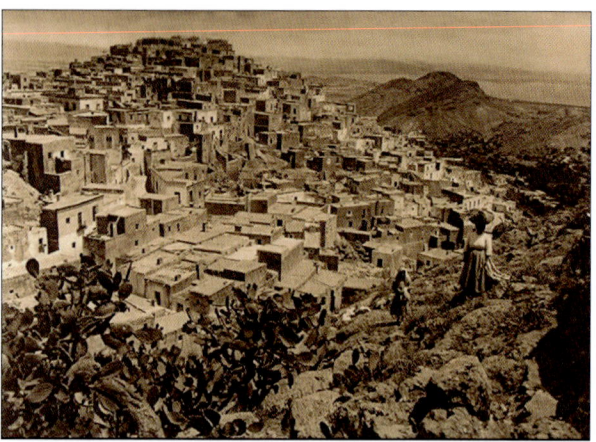

interesantes datos sobre las actuaciones de la cirujana y de los informes periciales sobre las lesiones, sobre las curas así como sobre las secuelas de las heridas que el referido soldado sufrió en la pelea[19].

En las pesquisas para aclarar los acontecimientos se llamó a declarar como perito en tres ocasiones a **Ginesa Marín**, recogiéndose en la segunda de ellas (la primera de las dos que hizo el 10 de agosto) lo siguiente: «*como tal zirujana, a curado al dicho Sebastián de Cueto de la dicha herida desde que se la hizieron hasta oy, e que de la guchillada que se le dio al dicho Sebastián de Queto en la mano yzquierda sobre el mergarite* (se refiere al dedo meñique), *el dicho Sebastián de Cueto quedará manco de los tres dedos, especialmente de los dos dedos porque está cortado en la mano por la una parte e por la otra, e que esta es la verdad, so cargo del juramento que hizo*»[20].

Como podemos observar, es **Ginesa Marín** un caso singular del ejercicio médico de la mujer durante estos siglos. Se trata de la primera y la única mujer que ejerció la cirugía durante el siglo XVI en España. Para los investigadores de esta historia existe la duda sobre si esta «zirujana» era titulada, lo que requería un examen ante el corregidor de la zona, o

solo poseía autorización del alcaide mayor para ejercer la cirugía[21].

Ginesa Marín no era morisca y estaba casada con un cristiano viejo. Es posible que esta cirujana perteneciese a la clase de sanadores a quien el pueblo les seguía llamando «médicos», «doctores» o «cirujanos» sin poseer título oficial o formación académica, pero a quienes tanto la aristocracia de cristianos viejos propietarios o con cargos administrativos eclesiásticos o militares como la clase mercantil no dudaban en consultarles o ponerse en sus manos[22]. Su figura y el papel de los investigadores de la misma fueron recordados recientemente en la prensa local[23].

NOTAS

17 García Ramos, J.A. «Un caso excepcional sobre el ejercicio médico de la mujer en la España del siglo XVI. La «zirujana» de Mojácar, Ginesa Marín», en *Axarquía,* 17 (2017), pp 273-276.

18 Esta información sobre la cirujana judía nos ha sido comunicada por Juan Grima Cervantes, a quien agradecemos, y es recogida en el texto de la figura 1 del artículo de García Ramos referido en la nota anterior.

19 La primera descripción de los hechos fue publicada en el año 2000. Grima Cervantes, J. «Historia de la mala vida en el Levante Almeriense». *El Indalico. Magazine del Levante Almeriense y Cuevas del Almanzora.* Año 1, N.º 10, mayo, 2000, pp 14-15. Posteriormente el mismo autor realizó otra publicación bajo el título «Historia de la mala vida en la provincia de Almería». *Sala de Togas.* N.º 64, Dic. 2011, pp 77-82. También es referido por García Ramos, J.A. «Treinta médicos almerienses de todos los tiempos». En *Médicos almerienses. 110 años de ciencia y compromiso.* Almería. Colegio de Médicos de Almería y La Voz de Almería, 2011, pp 94-96.

20 Grima Cervantes, J. (2011). *Ibidem.*

21 García Ramos, J.A. «Un caso excepcional del ejercicio médico en el siglo XVI en España: La »Zirujana» de Mojácar Ginesa Marín», en *La Medicina ante el nuevo milenio: Una perspectiva histórica.* Albacete. Ediciones de la Universidad de Castilla La Mancha. 2004, (Comunicación presentada al XII Congreso de Historia de la Medicina celebrado en Albacete en 2002).

22 García Ramos, JA. (2017). *Ibidem.*

23 *La Voz de Almería,* 06-03-2023. Artículo de Antonio Torres.

4

LA BALNEOTERAPIA EN ALMERÍA DESDE LA OBRA DE ANTONIO ABELLÁN (1772)

Antonio Abellán (Guadix, 1715; Almería, 1793), médico del cabildo de Almería siendo obispo **Claudio Sanz y Torres** (1704-1779), escribió el opúsculo titulado *Noticia de la fuente de aguas termales de Alhamilla* en 1772. Ello motivó que el prelado impulsara su restauración. Se trata del primer texto científico-médico del que se tiene constancia material desde la época hispano-musulmana. Este hecho es un ejemplo del poder y la extensa labor asistencial de la Iglesia entonces, lo que generaba efectos e influencias que rebasaban ampliamente el campo religioso[24]. Con anterioridad a él, otro médico almeriense, **Pedro Soriano** (+1702), realizó un tratado sobre las virtudes de estos baños, pero de su obra sólo tenemos referencias[25].

Tras él fue **Juan Bautista Solsona**, médico que ejerció en Ohanes, quien publicó en 1822 la primera

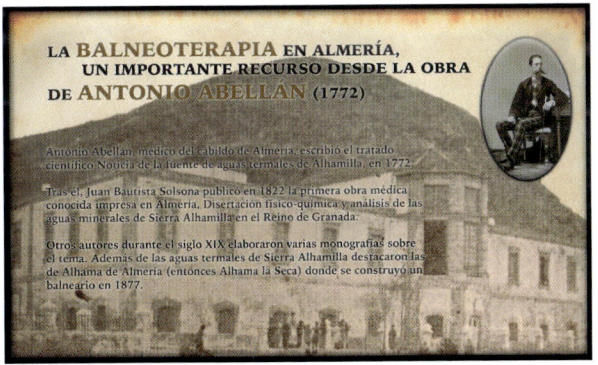

4.1. Panel Nº 4 de la exposición que se realizó en la Universidad de Almería durante el mes de marzo de 2023 sobre la Historia de la medicina almeriense.

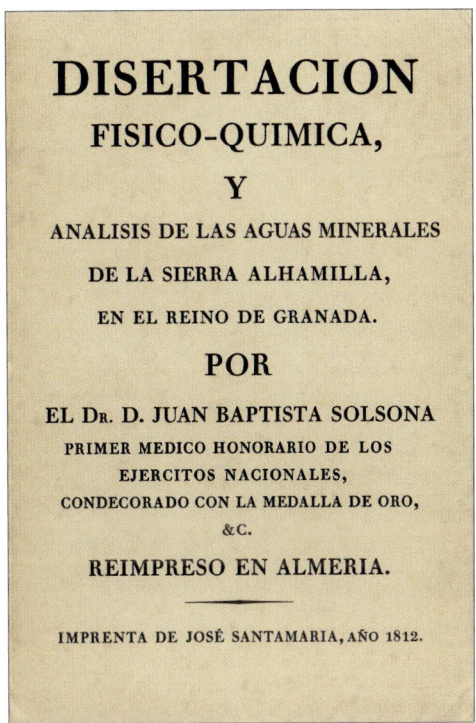

4.2. Primera obra médica impresa en Almería.1822. BVA.

obra médica conocida impresa en Almería, *Disertación físico-química y análisis de las aguas minerales de Sierra Alhamilla en el Reino de Granada* (Fue realmente una reimpresión de la que publicó tres años antes en Granada). En 1824 mandó imprimir también en Almería su obra más extensa, ***Examen de las aguas medicinales que se hayan en el Reyno de Granada***, donde hace referencia además a otras aguas termales en la provincia, como las de Alhama de Almería, entonces denominada Alhama la Seca, Lucainena de las Torres, Guardias Viejas, Alfaro y Alicún.

Otros autores durante el siglo XIX elaboraron monografías sobre varias de estas aguas, entre otros motivos porque era obligación de hacerlo por parte de los directores médicos de las mismas desde mediados de dicho siglo. La mayoría de ellas eran manuscritas, pero otras —las menos— se imprimie-

4.3. Segunda obra médica impresa en Almería. 1824. En Corral Lledó, MM et al. Op. Cit.

4.4. Memoria sobre las aguas minerales de Alhama La Seca. 1875. BFV.

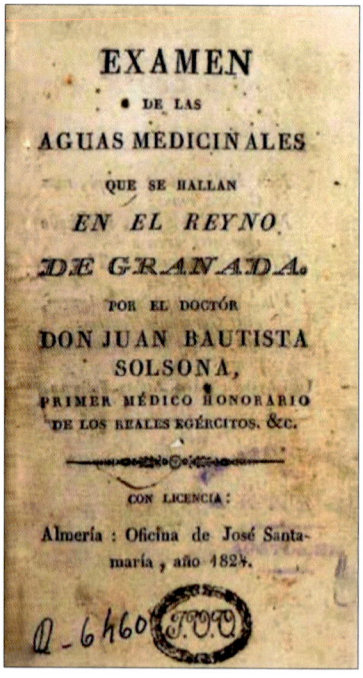

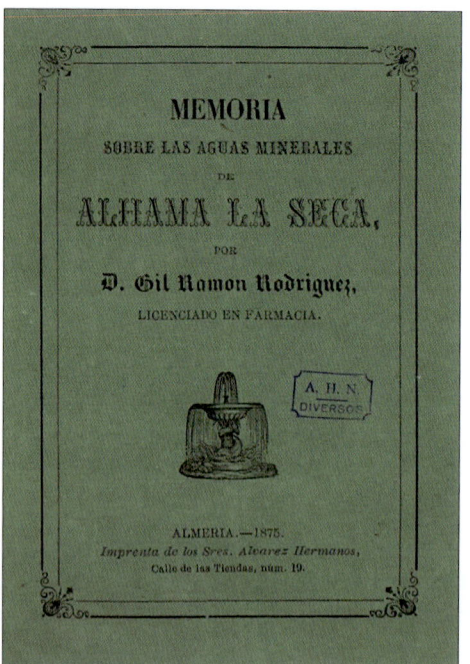

aguas de Los Arejos (Sierra Cabrera), de **Esteban Llorente Galera,** de 1863[27].

En el siglo XX continuaron funcionando los balnearios de Alfaro (hasta la guerra civil), y los de Alhama de Almería y de Sierra Alhamilla[28], ambos restaurados tras la posguerra. De ellos hay varias memorias y monografías, la de **Alberto Berbel Fernández** (1966) y las de **José Artés de Arcos** (1972 —dos— y 1981) sobre el de Alhama[29], y la del **Padre Tapia** (1980), la de **Antonio Fernández Sáez** y **Belén Aguirre Segura** (1998) y la de **Alfonso López Martínez** (1896) sobre el de Sierra Alhamilla[30]. En este último balneario se celebró en 1992 la única actividad científica sobre este tema realizada en Almería, el *Primer Encuentro con el Termalismo en Almería*[31].

Recientemente, en 2017, se ha publicado una amplia monografía sobre el **Balneario de San Nicolás de Alhama (Almería),** bajo el patrocinio de la Real Academia Nacional de Farmacia. Es quizás este estudio el más exhaustivo de los publicados en Almería sobre un balneario, en el que han participado más de 20 especialistas de distintas materias relacionadas con la balneoterapia[32].

La última obra impresa en la que aparece una relación de las aguas minerales y termales de Andalucía es de 2022, donde se recogen además datos de otras aguas termales no referidas con anterioridad, como las de Abolodúy, Alcolea, Gérgal, Guardias Viejas y Paterna. Curiosamente, también se incluye

ron, reproduciendo aquí algunas de las portadas que hemos localizado. Las más importante tras las de Sierra Alhamilla fueron las de Alhama de Almería, donde se construyó un balneario en 1877[26], de la que encontramos varias memorias, como las del farmacéutico **Gil Ramón Rodríguez** de 1875 y 1893, o la del médico **Benito Mingorance Cubero** de 1895.

Referidas a las de Sierra Alhamilla hallamos las memorias manuscritas de **Mariano José González Crespo** de 1840 y de **Francisco Campello y Antón** de 1861 y la monografía de **Vicente Gómez Orland,** de 1880. Las aguas de Lucainena de las Torres fueron estudiadas ampliamente por **Gaspar Molina Capel** en 1853. Aparte encontramos una memoria manuscrita de Alfaro de 1873, elaborada por **Juan Sellés y Castro** , y un opúsculo impreso sobre las en ella, al hacer mención a la de Lucainena de las Torres una fotografía de la familia de **Gaspar Molina Capel**[33], donde creemos que aparece —siendo niño y estudiante en el Instituto de Primera Enseñanza— **Nicolás Salmerón y Alonso**, ya que era hermano de María, la esposa de Gaspar. Recordemos que este fue presidente de la I República en 1873 y uno de los principales promotores de la construcción del balneario de Alhama en ese mismo año[34].

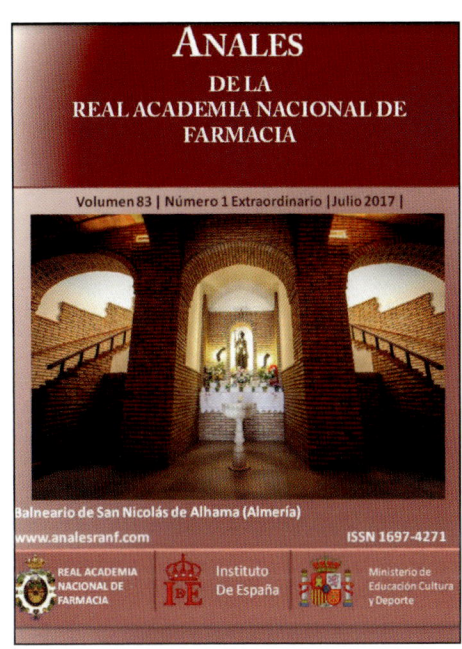

4.5. Monografía sobre el Balneario de San Nicolás de Alhama de Almería, publicado en 2017 por la Real Academia Nacional de Farmacia.

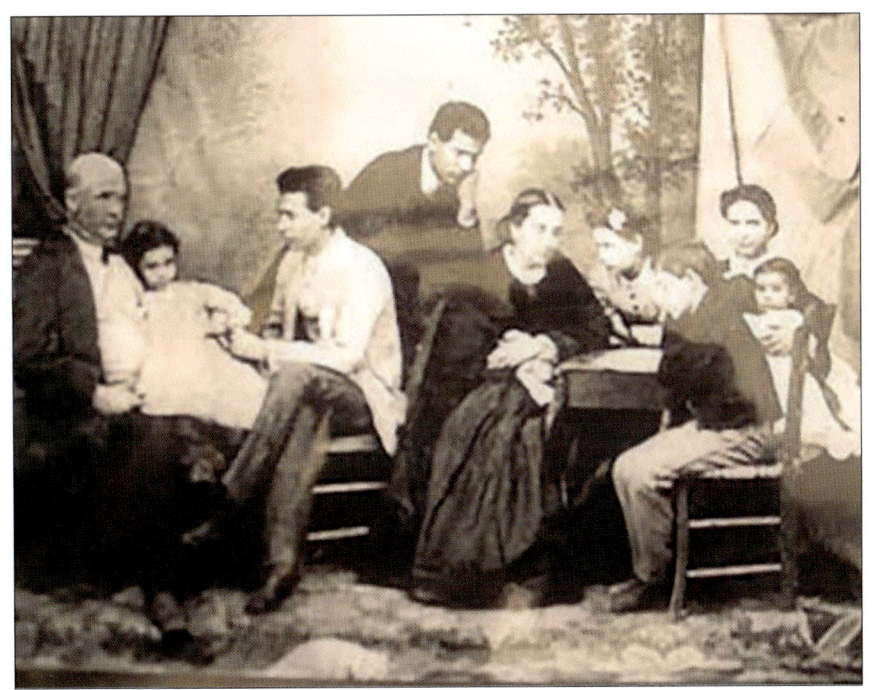

4.6. Escena familiar con Gaspar Molina Capel, autor de la monografía de Lucainena de las Torres, a la izquierda de la imagen. En ella podemos apreciar a Nicolás Salmerón y Alonso, de joven sentado frente a su hermana, María, la esposa de Gaspar. En Corral Lledó, MM et al. Op. Cit., p 28. Ca. 1850.

NOTAS

24 García Ramos, JA. *El obispo y su médico*. Sevilla. Ed. Ende, 2014; García Ramos, JA. *Médicos Almerienses (siglos XVI y XVIII)*. Huércal-Overa (Almería). Gráficas García, 1998, pp 80-87. También sobre este hecho realizó un trabajo titulado: «Medicina y poder eclesiástico en la segunda mitad del siglo XVIII. La obra hidrológica del médico Antonio Abellán (1704-1772) y la obra benéfica del Obispo Claudio Sanz y Torres (1704-1779)». En http://highhistoryofmedicine.blogspot.com/2014/06/medicina-ypoder-eclesiastico-en-la.html

25 García Ramos, J.A. «Treinta médicos almerienses de todos los tiempos». En *Médicos almerienses. 110 años de ciencia y compromiso*. Almería. Colegio de Médicos de Almería, 2011, pp 96-97

26 La foto panorámica más antigua de él la reproducimos como fondo del panel de este capítulo, recogida en Menéndez Fernández, C, De Miguel Paredes, E, Martínez Carrillo, F. *Guía Oficial de las Aguas Minero-medicinales y Establecimientos Balnearios de España. Temporada 1907*. Madrid. Imp. Hijos de J.A. García, 1907.

27 Un amplio repaso sobre las diferentes aguas de la provincia lo podemos consultar en García Campra, E. «Las fuentes de salud de Almería», en Marín Fernández, B. *Charidemos o diálogos de la mar*. Almería. Cajalmería, 1990, pp 81-98.

28 José Martínez Padilla publicó la «Memoria sobre las aguas minerales de Sierra Alhamilla» en la *RSEA* T. II (Cuadernos VII-VIII), 1911, pp 281-284, y IV (C. I-XI), 1913, pp 45-48.

29 Berbel Fernández, A. *Alhama la Seca. Balneario Termal San Nicolás*. Almería. Imprenta Hispana. 1966; Artés de Arcos, J. *Memoria*. Almería. 1972; Existe una memoria sin indicar el autor, creemos que es también de Artés de Arcos, J. *Memoria sobre el origen del balneario de Alhama de Almería*. Almería. Imp. J. Matarín, 1972; Artés de Arcos, J. *Estudio e informe sobre la precedencia de las aguas termales de Alhama de Almería, y circunstancias que han concurrido y que concurren en su disfrute y utilización*. (Mecanografiado). Alhama de Almería, 1981.

30 Tapia Garrido, JA. *Los baños de Sierra Alhamilla*. Almería. Cajal, 1980; Fernández Sáez, A. y Aguirre Segura, B. *Los baños de Sierra Alhamilla. Pasado, presente y futuro*. Almería. Diputación Provincial de Almería, 1988; López Martínez, A. *Mis impresiones y anécdotas en los baños de Sierra Alhamilla*. Almería. 1996.

31 Se celebró los días 29, 30 y 31 de mayo. Fue avalado por el Instituto de Fomento de Andalucía e inaugurado por Rafael Nájera Morrondo.

32 Lo ha coordinado María del Carmen Francés Causapé, académica de número de la Real Academia Nacional de Farmacia. Es una monografía con 188 páginas y profusión de ilustraciones. En sus páginas se indica que Gregorio Marañón lo visitó (p 166), pero creemos que no fue así y que el error se debe a la utilización de la fuente que debió consultar y que no refiere: Marín Martínez, P. «Juan Company. médico y republicano: el compromiso de una vida». En *El Eco de Alhama*, 14, Diciembre, 2002, p 9 —en el pie de la fotografía debió ponerse Almería y no Alhama—. Pedimos disculpas por si este fue el origen del mencionado error.

33 Una biografía suya, en la que entonces no se disponía de su imagen, se puede consultar en García Ramos, JA y Marín Martínez, P. «La *"Llama Viva"* del republicanismo español durante el siglo XIX en las biografías de dos médicos almerienses: Francisco Salmerón López y Gaspar Molina Capel». En *El Eco de Alhama*, 17, 2004, pp 4-17.

34 Corral Lledó, MM *et al. Andalucía y sus aguas minerales y termales*. Madrid. Instituto Geológico y Minero de España y Consejería de Política Industrial y Energía. 2022, p 24. Quizás sea esta la primera vez que aparece fotografiado el ilustre filósofo y político alhameño. Para más información léase: García Campra, E. «El Afán de un pueblo. La Sociedad de Baños de San Nicolás». En *El Eco de Alhama*. 32, Dic. 2012, pp 51-63.

5

APORTACIONES DEL DR. ROMERO A LA CIRUGÍA CARDÍACA Y A LAS ENFERMEDADES VENÉREAS (1815)

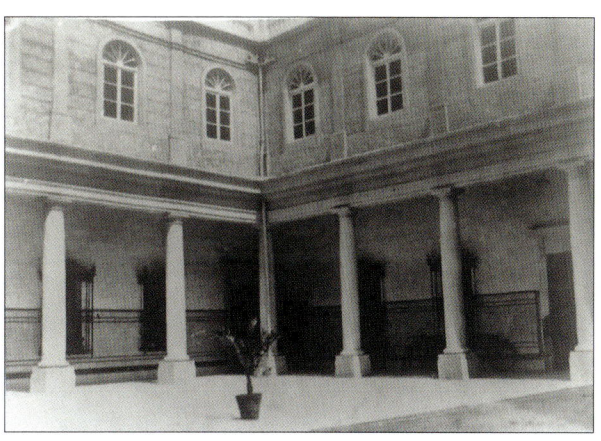

5.2. Patio Central del Hospital Provincial en 1929, a través del cual se accedía a las distintas salas de enfermos que debieron ser atendidos por el Dr. Romero. En Provincia de Almería. Cinco años del Nuevo Régimen. Almería. Imprenta Emilio Orihuela, 1929.

Francisco Romero i Tugnes (Concabella —Lérida—, 1770; París?, 1820?), hijo de médico, realizó los estudios de medicina en la Universidad de Huesca en 1799, licenciándose en cirugía con posterioridad en Barcelona. Tras un pequeño período como médico militar en Madrid pasó en 1801 a ejercer la medicina en la ciudad de Almería, donde permanecería hasta finales de 1812. Casado con Engracia Vidal, en esta ciudad nacería su segundo hijo, Tomás.

En Almería debió de trabajar como cirujano en el Hospital Sta. María Magdalena, siendo finalmente nombrado médico titular del mismo en 1812. Para esta plaza fue su mentor **Francisco Javier de Burgos**,

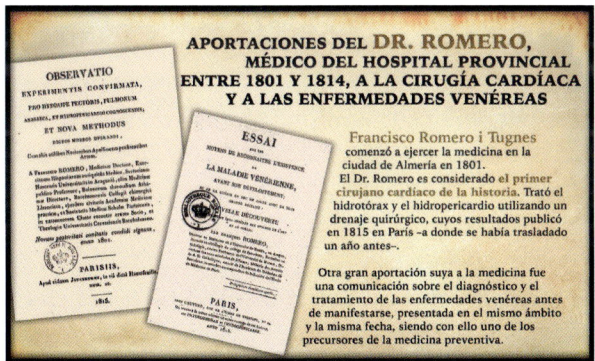

5.1. Panel Nº 5 de la exposición que se realizó en la Universidad de Almería durante el mes de marzo de 2023 sobre la Historia de la medicina almeriense.

político nacido en Granada, «afrancesado», que en 1812 fue nombrado subprefecto de Almería[35]. El **Dr. Romero**, de ideas liberales y también «afrancesado», tras la llegada del absolutismo de Fernando VII se traslada a París, donde seguramente en dicha ciudad murió a finales de esa segunda década. En su estancia en Almería también fue médico director del balneario de Alhama (entonces «Alhama la Seca». Este se instaló en 1877, por lo que sospechamos que pudo referirse al de Sierra Alhamilla). Fue además socio de la Academia Médico-práctica de Barcelona.

El **Dr. Romero** tiene el mérito de ser el primero —y suponemos que lo hizo en el hospital de Almería durante el año 1801— en tratar casos de hidrotórax e hidropericardio utilizando un nuevo método de drenaje quirúrgico en varios enfermos, consiguiendo un resultado exitoso. Su experiencia, escrita en latín, fue presentada en 1815 en la Sociedad de la Facultad de Medicina de París, de la que fue socio[36]. Es así como el Dr. Romero es considerado por la comunidad científica como el pionero o primer cirujano cardíaco de la historia de la medicina.

Si en un principio no tuvo la consideración justa, su aportación con posterioridad se puso en valor

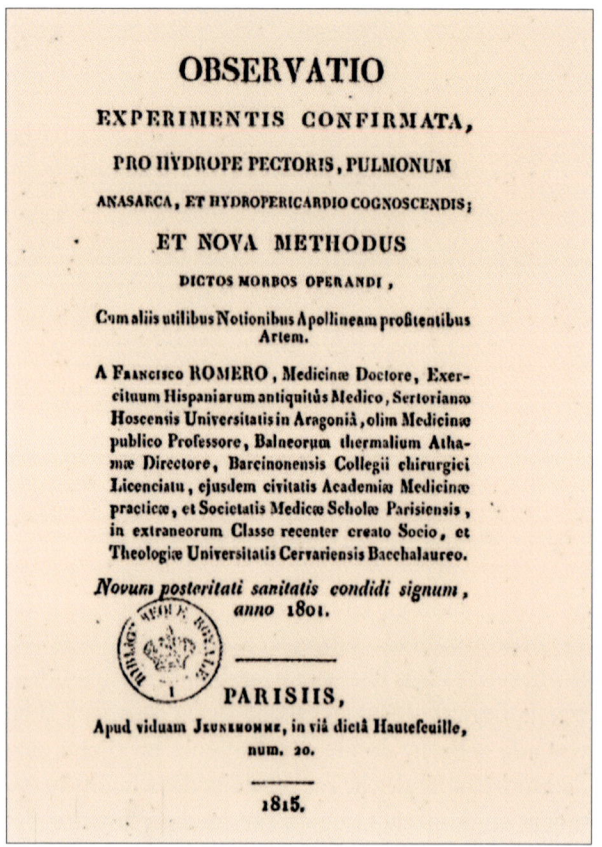

OBSERVATIO

EXPERIMENTIS CONFIRMATA,

PRO HYDROPE PECTORIS, PULMONUM

ANASARCA, ET HYDROPERICARDIO COGNOSCENDIS;

ET NOVA METHODUS

DICTOS MORBOS OPERANDI,

Cum aliis utilibus Notionibus Apollineam proßtentibus
Artem.

A FRANCISCO ROMERO, Medicinæ Doctore, Exer-
cituum Hispaniarum antiquitûs Medico, Sertorianæ
Hoscensis Universitatis in Aragoniâ, olim Medicinæ
publico Professore, Balneorum thermalium Atha-
mæ Directore, Barcinonensis Collegii chirurgici
Licenciatu, ejusdem civitatis Academiæ Medicinæ
practicæ, et Societatis Medicæ Scholæ Parisiensis,
in extraneorum Classe recenter creato Socio, et
Theologiæ Universitatis Cervariensis Bacchalaureo.

Novum posteritati sanitatis condidi signum,
anno 1801.

PARISIIS,

Apud viduam JEUNEHOMME, in viâ dictâ Hautefeuille,
num. 20.

1815.

ESSAI

SUR LES

MOYENS DE RECONNAITRE L'EXISTENCE

DE

LA MALADIE VÉNÉRIENNE,

AVANT SON DÉVELOPPEMENT;

ET DE LA GUÉRIR EN PEU DE JOURS AVEC LA PLUS
GRANDE FACILITÉ :

NOUVELLE DÉCOUVERTE

INTÉRESSANT UN ÉGAL INTÉRÊT AUX HOMMES DE L'ART
ET AU PUBLIC.

PAR FRANÇOIS ROMERO,

Docteur en Médecine de l'Université de Huesca, en Aragon,
licencié en chirurgie du collége de Barcelone, Bachelier en
théologie, ancien Professeur de l'Université de Huesca, Di-
recteur des eaux minérales de Alhama, Médecin des Armées
de S. M. Catholique, associé de l'Académie de Médecine de
Barcelone, et membre correspondant de la Société de l'École
de Médecine de Paris.

Principium dimidium operis.

PARIS,

CHEZ L'AUTEUR, RUE DE L'ÉCOLE DE MÉDECINE, Nº 24.
On trouve à la même adresse un autre ouvrage de cet Auteur,
sur l'HYDROTHORAX et l'HYDROPÉRICARDE.
AOUT 1815.

5.3. Comunicación del Dr. Romero sobre cirugía cardíaca y pulmonar publicada en París en 1815. Gentileza de Trino Gómez Ruiz.

5.4. Comunicación del Dr. Romero sobre las enfermedades venéreas, publicada en París en 1815. Gentileza de Trino Gómez Ruiz.

y se recordó en diferentes foros científicos y hoy día se encuentra reconocido su mérito[37].

Es muy interesante en su comunicación fijarse en las referencias que hace acerca de las características climáticas de Almería y de las costumbres de sus habitantes, que incluye la falta de hábitos higiénicos, aspectos que según él propiciaban estas enfermedades[38].

Por otro lado, el **Dr. Romero** hizo otra interesante aportación a la medicina durante su estancia en Almería. Al parecer, con la llegada de las tropas napoleónicas a la ciudad eran frecuentes los casos de enfermedades venéreas, por lo que intentó expe-

rimentar la forma de diagnosticarlas antes de que estas se desarrollaran y de aplicar medidas para su curación, lo que le llevó incluso por falta de voluntarios para su ensayo inocularse a sí mismo y a su hijo con material infectivo. Dos meses después de la primera comunicación, en agosto de 1815, ésta fue impresa en París[39].

Por esta otra comunicación, donde se pretendía atajar el desarrollo de la enfermedad venérea antes de que ésta se manifestara, nosotros lo consideramos como precursor en nuestro ámbito de la medicina preventiva. Además, encontramos ya en su título un interés por trasladar sus experiencias no sólo al colectivo médico sino que también las consideraba de igual interés para conocimiento del público en general. Por ello, también, dentro de nuestro relato lo consideramos un precursor de la educación sanitaria a la población.

Podemos afirmar que la emigración de los médicos «afrancesados» españoles a Francia fue uno de los mecanismos de «comunicación científica» entre España y Europa a principios el Siglo XIX. Como también lo fue la estancia de eminentes médicos franceses en España durante la Guerra de la Independencia[40].

Recientemente se ha recordado su hazaña con ocasión de las visitas del público interesado al Hospital Provincial, donde creemos que trabajó, programadas por la Diputación Provincial de Almería tras la rehabilitación llevada a cabo por esta[41].

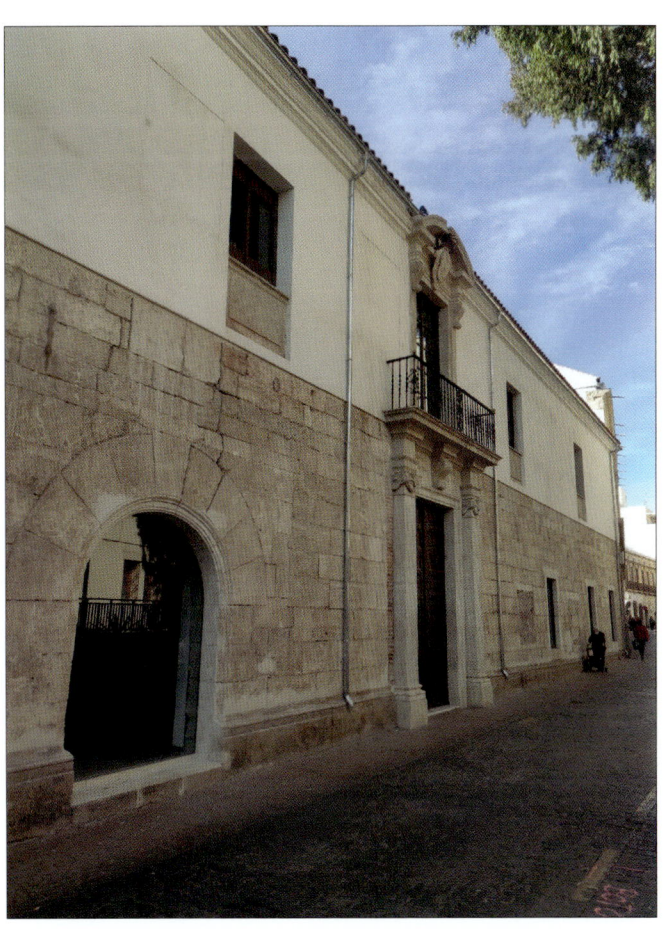

5.5. Fachada del Hospital Provincial, recientemente rehabilitada, con la entrada principal que se construyó en 1777 y que conoció el Dr. Romero. La primitiva es la que tiene el arco de piedra y se muestra en el primer plano. Colección del primer autor.

NOTAS

35 Debió de coincidir con otros médicos del Hospital, como Vicente Tamarit, Alfonso Fernández, Esteban Font o Pedro Marzal.

36 La comunicación, denominada «*Observatio experimentis confirmata, pro hidrope pectoris, pulmonum anasarca, et hydropericardio cognoscendis, et nova methodus dictos morbos operanadi*» y fechada el 20 de junio de 1815, consta de un prefacio de cinco páginas y otras 36 de la comunicación en sí. La misma se encuentra en la Biblioteca Nacional de Francia.

37 Citemos algunas de las referencias que han sido publicadas acerca de su comunicación:

—Víctor Escribano García. *Discurso leído en la solemne inauguración del curso académico de 1916 a 1917 por el Dr…*». Granada. Tip. Guevares, 1916, p 91. Agradecemos a Trino Gómez esta aportación.

—Hernández López, E. «En 1819, Romero, en Almería, hizo con éxito la primera pericardiotomía». En *Libro de Actas. III Reunión andaluza de Cardiología. Almería. 1957*. Sevilla. 1962, pp 25-33.

—López Piñero, JM. y Peset Reig, R. «Francisco Romero y los orígenes de la cirugía cardíaca», en *Arbor*, 206 (1963). Madrid, pp 61-70.

—Pascual Rodríguez, J. «Francisco Romero, padre de la cirugía cardíaca». *Medicina e Historia*, 1985, 7.

—Gómez Ruiz, T. *El Hospital Real de Santa María Magdalena y la Casa de Expósitos de Almería.*

Almería. Instituto de Estudios Almerienses, 1997, pp 165-170. Recientes investigaciones de este autor, pendientes de publicación, ponen en duda que llegara a ejercer en este Hospital. Si fuera así, nos preguntamos ¿dónde pudo entonces llevar a cabo sus «experiencias»?, ¿pudo ser en lo que hubiera entonces de «Hospital Militar» como «exmédico militar», según consta en el *curriculum* de sus comunicaciones? La cuestión está abierta.

—García Ramos. JA. Blog. http://highhistoryofmedicine.blogspot.com/2009/12/.

—Marín Martínez, P. Biografía en el Diccionario Biográfico de Almería. https://www.iealmerienses.es/Servicios/IEA/edba.nsf/xlecturabiografias.xsp?ref=444

—https://www.galeriametges.cat/galeria-bibliografia.php?icod=EGLL.

—*Diario de Almería*, 02-05-2011.

—*La Voz de Almería*, 07-03-2021.

—*Lavozdelsur.es*, 11-03-2021. https://www.lavozdelsur.es/actualidad/sociedad/primera-operacion-corazon-en-mundo-se-realizo-en-andalucia_257079_102.html)

—*Diario de Almería*, 18-01-2023.

38 García Ramos, JA. *Op. Cit.*

39 Romero, F. (Traducido al español) *Ensayo sobre los medios de reconocimiento de la existencia de la enfermedad venérea, antes de su desarrollo, y de su fácil curación en pocos días. Nuevo descubrimiento de interés tanto para los médicos como para el público.* Texto de 16 páginas.

40 García Ramos, JA. Op. Cit.

41 *Diario de Almería*, 15-01-2023.

6

SIGLO XIX Y PRIMEROS AÑOS DEL XX. ENTRE LAS GRANDES EPIDEMIAS Y LA SÍFILIS

Coincidiendo con varias epidemias de fiebre amarilla a principios del siglo XIX en Andalucía[42], un médico almeriense, **José Ponce de León Molina** (Uleila del Campo, 1753; Granada, 1819), publicó en Granada en 1812 su obra titulada *Idea general de las calenturas y en particular de la peste, de la fiebre amarilla y vómito negro*. Resulta que desde principios de siglo se habrían producido varios focos de fiebre amarilla en Almería y Granada. Aparte, publicó otras obras de gran importancia, siendo la más conocida *Phisiología química del cuerpo humano*, publicada en Granada en 1804. Ponce de León es *la figura científica más importante que dio Almería durante los siglos XVIII y XIX y pionero de la Fisiología en la España del siglo XIX*[43].

Años después, con ocasión de la epidemia de cólera de 1855, encontramos la obra titulada *Ins-trucción Higiénica general para la preservación del Cólera-morbo asiático*, de **Cristóbal José Espinosa Díaz**. Más tarde, con la de 1884, se edita una *Cartilla Sanitaria* sobre el cólera dirigida a «*las familias*» que, aunque está impresa en Almería es una edición de la realizada por la Diputación Provincial de Madrid.

Posteriormente, ya en 1910, **León Palacios Carreño** y **Eduardo Pérez Cano** publican una nueva *Cartilla Sanitaria* para la prevención del cólera a propuesta del Ayuntamiento de Almería. Un año después, en 1911, este publicaría una nueva obra sobre la *Prevención contra el Cólera*, autorizada por **José Cordero Soroa**, médico de la Beneficencia municipal. También en ese mismo año **Eduardo Pérez Cano** elaboraría una monografía titulada *Estudio bacteriológico del Cólera*.

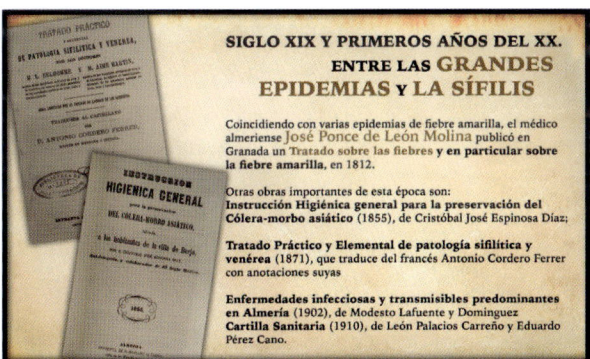

6.1. Panel Nº 6 de la exposición que se realizó en la Universidad de Almería durante el mes de marzo de 2023 sobre la Historia de la medicina almeriense.

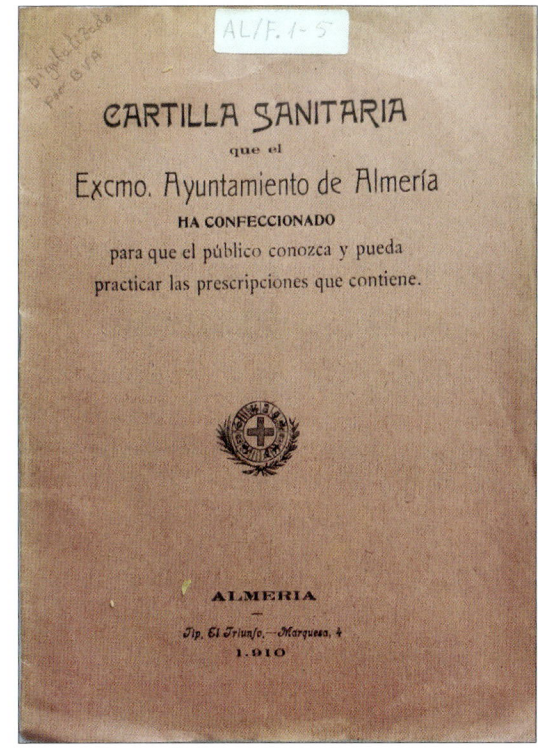

6.2. Cartilla sanitaria contra el cólera confeccionada por el Ayuntamiento de Almería en 1910. AMA.

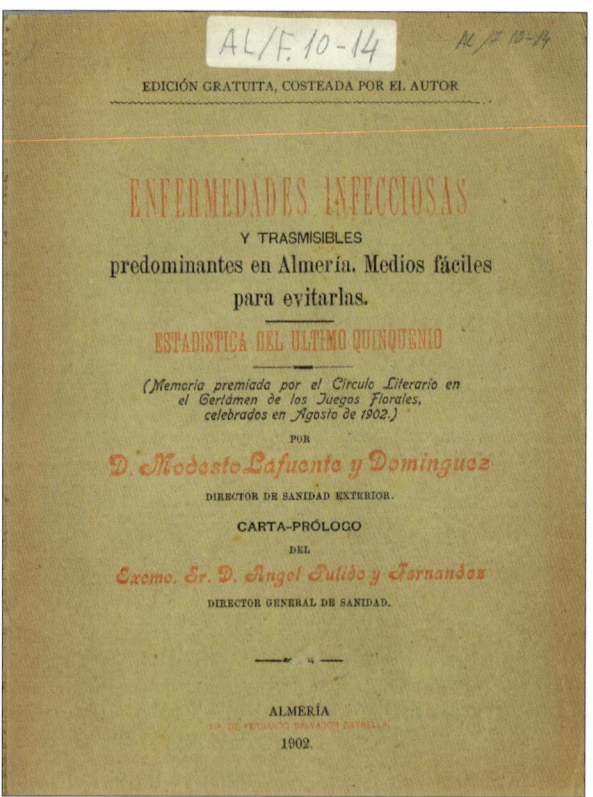

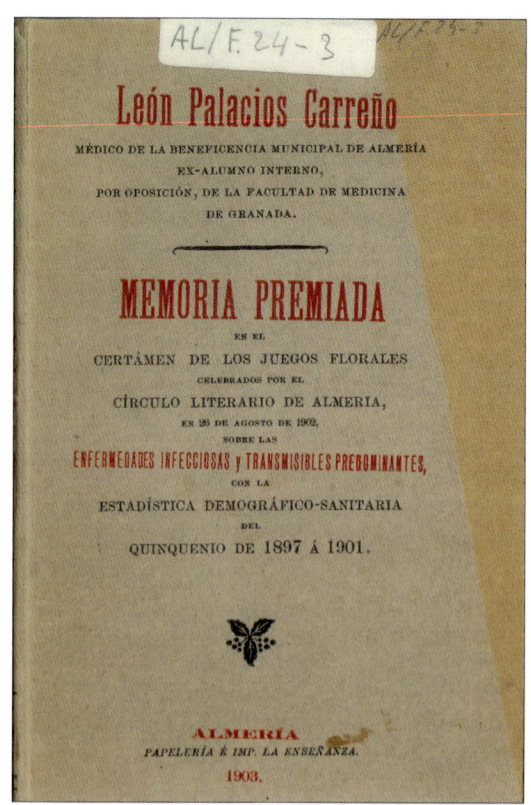

6.3. Publicación de Modesto Lafuente Domínguez, de 1902. BFV.

6.4. Monografía de León Palacios Carreño, de 1903. BFV.

A principios de siglo descubrimos dos obras muy semejantes sobre las patologías más relevantes que padecía Almería, basadas en estadísticas demográfico-sanitarias, las primeras en hacerlo con este tipo de datos. La primera es de **Modesto Lafuente y Domínguez**, *Enfermedades infecciosas y transmisibles predominantes en Almería, medios fáciles para evitarlas,* editada en 1902 y presentada en el Congreso Internacional de Medicina de Madrid en 1903. La segunda, aparecida un año después, es la de **León Palacios Carreño**, *Enfermedades infecciosas y transmisibles predominantes, con las estadística demográfico sanitaria del quinquenio de 1897 a 1901.* Esta última se puede considerar como una topografía médica de la ciudad de Almería, ya que abunda en datos y argumentos sobre las causas —físicas y sociales— que las generan y en los medios —generales aplicables a la población, comunes y especiales de cada enfermedad— para evitarlas.

En cuanto a las enfermedades venéreas, en 1871 **Antonio Cordero Ferrer** publicaba con varias anotaciones suyas el *Tratado Práctico y Elemental de patología sifilítica y venérea,* de autores franceses, siendo el primer tratado médico como tal impreso en Almería. Debieron de pasar casi cuarenta años para ver de nuevo otra publicación sobre el tema.

Fue en 1909 cuando encontramos la monografía sobre *Sífilis infantil,* elaborada por **Eduardo Pérez Cano,** y, dos años más tarde, en 1911, **Juan Antonio Martínez Limones** sacaba a la luz su trabajo sobre *La enfermedad avariosis y su tratamiento por el «606»*[44].

Años más tarde, en 1932, el **Dr. Antonio Cordero Soroa** publicaba un folleto titulado *Orientación moderna en la profilaxis individual de las enfermedades venereo-sifilíticas*, impreso en Madrid pero que posiblemente dio buena cuenta de su contenido cuando fue invitado —como almeriense— a dar una conferencia en el Colegio de Médicos de Almería en 1928[45].

Las referencias a las enfermedades venéreas y los dispensarios que se instalaron en la ciudad para atenderlas fue una constante en las memorias de la Inspección Provincial de Sanidad antes y después —entonces como Jefatura— de la contienda civil. Así, la primera referencia a un Dispensario de Enfermedades venéreas en Almería aparece en 1928[46], cuando se instaló en los altos del Dispensario antitracomatoso, en la calle León, 5 (Barrio Alto). Era atendido

entonces por su director, **Juan A. Martínez Limones**. También este continuó en la posguerra con esta tarea, ya en el Instituto Provincial de Sanidad, atendiendo la consulta de enfermedades venéreas (denominada también de «higiene social») además de las gestiones propias de la sección de epidemiología.

Desde 1934 **Antonio Langle Rubio** ocupó la plaza de médico del servicio antivenéreo provincial de Almería, dependiente del Instituto Provincial de Higiene y al menos estuvo en ese puesto hasta 1938 como jefe de la sección desde 1936. También en este año ocupó el cargo de médico de la clínica venéreo-sifilítica del Hospital de Sangre de Almería, agregado al Hospital Militar[47].

Si el cólera en la actualidad no supone ninguna amenaza para Almería ni para el mundo desarrollado, sí que es un gran problema de salud pública la emergencia de las infecciones de transmisión sexual (ITS), ya que por un lado se han relajado las medidas de protección y por otro se han generado nuevas formas de relaciones sexuales que facilitan el número de contactos. Entonces, ya en el III Plan Andaluz de Salud provincializado (2005-2008) encontramos este problema en Almería como una prioridad.

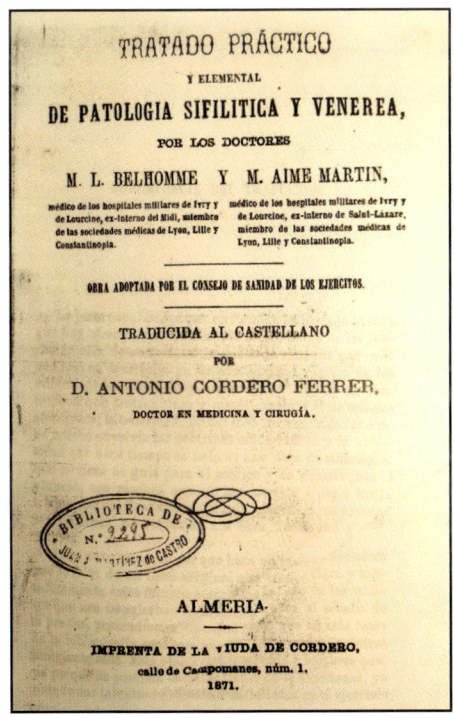

6.5. Primer tratado médico impreso en Almería. Año 1871. Gentileza de José Ramón Cantalejo Testa.

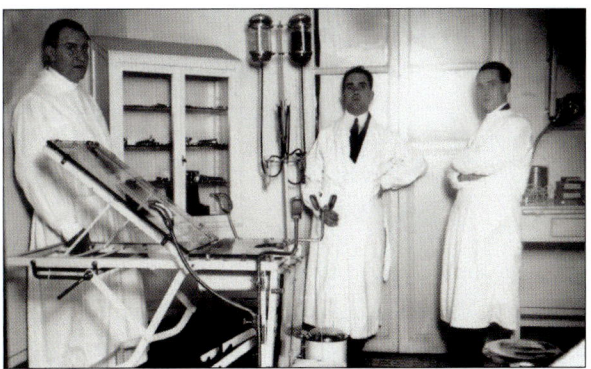

6.6. Consulta de enfermedades venéreas del Dr. Juan Antonio Martínez Limones (izquierda) junto a dos sanitarios ayudantes en 1910. Fue presidente del Colegio de Médicos entre 1927 y 1933. En Del Pino Vicente, E, La Voz de Almería, 30-03-2019 (Web).

Recientemente, ante el importante aumento de estas enfermedades, como se observa en las gráficas adjuntas[48], se han impulsado programas de abordaje de las ITS desde los Distritos de Atención Primaria en coordinación con los centros hospitalarios, buscando nuevas estrategias de intervención, como el rápido diagnóstico y efectivo tratamiento de los casos, el estudio y seguimiento de los contactos y el apoyo microbiológico del laboratorio basado en técnicas moleculares[49].

En el ámbito de Andalucía, en junio de 2023 se presentó el Plan Andaluz de ITS, VIH y SIDA (PAITSIDA) que estará vigente durante el período 2023-2030 a la vez que dio a conocer el *Procedimiento para la asistencia sanitaria para pacientes con Infección de Transmisión Sexual en Andalucía*[50].

Por otro lado, en cuanto al diagnóstico rápido de las ITS en Almería, en el laboratorio de microbiología del Hospital Universitario Torrecárdenas de Almería, centro de referencia provincial, recientemente se ha implantado un nuevo equipo de diagnóstico molecular robotizado de última generación —pionero en España—, bajo la dirección de **Manuel Rodríguez Maresca** y la planificación de **Teresa Cabezas Fernández**. Este equipo permitirá dar un diagnóstico rápido —en una o dos horas— de las ITS, lo que *permitirá instaurar el tratamiento etiológico en la primera consulta… de forma más efectiva e interrumpir sin demoras la cadena epidemiológica de transmisión*[51].

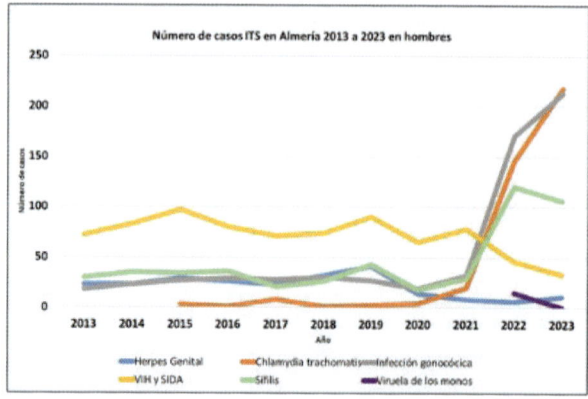

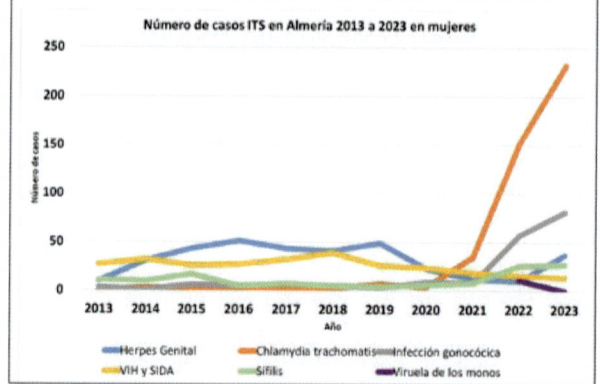

6.6. Gráficas relacionadas con el número de casos de ITS, VIH y SIDA en Almería entre 1913 y noviembre de 2023 por sexo. Agradecemos a Alberto Carmona Ubago su cesión.

NOTAS

42 Gómez Díaz, D. *Bajo el signo del cólera y otros temas sobre morbilidad, higiene y salubridad de la vida económica almeriense. 1348-1910*. El Ejido (Almería). Universidad de Granada, 1993. En relación con el estudio de las grandes epidemias acaecidas en la provincia de Almería no podemos dejar de hacer referencia a este trabajo.

43 García Ramos, JA. http://garciaramosmedicosalmerienses.blogspot.com/2009/09/ponce-de-leon-y-molina-jose1753-1819.html

44 Sobre su aplicación en Almería léase artículo de Eduardo de Vicente en *La Voz de Almería*, 30-03-2019, p 40.

45 *La Independencia, 26-05-1928*. Informaba que al día siguiente daría su conferencia. Antonio era hermano de José Cordero Soroa, quien fuera presidente del Colegio de Médicos de Almería entre 1940 y 1946. Por cierto, esta publicación fue asignada erróneamente a este en el libro del centenario del Colegio de Médicos. También lo fueron otros dos médicos referidos en este capítulo, Pérez Cano y Martínez Limones. Se deduce que estos temas predisponían a ocupar la presidencia de esta institución.

46 *BIPH de* Almería, 25 (1928).

47 Ficha de colegiado. ACMA.

48 *Boletín Epidemiológico Mensual*. Vol 2, N.º 11, Nov. 2023.

49 El 13 de junio de 2022 el Distrito Sanitario Poniente organizó las *I Jornadas sobre Infecciones de Transmisión Sexual*. Por su parte, el Distrito Almería desde julio de ese año impulsó la *implantación de un nuevo modelo de abordaje de las ITS* que está consiguiendo un aumento muy importante de la detección de casos, modelo que ha sido dado a conocer en la provincia, en el conjunto de Andalucía (*BES*, Vol. 28, 10 -10 de marzo de 2023-) y en foros nacionales e internacionales (XLI Reunión de la Sociedad Española de Epidemiología y XVIII Congreso de la Asociación Portuguesa de Epidemiología, celebrados en Porto los días 5-8 de septiembre de 2023, comunicación presentada por Pilar Barroso García, epidemióloga de este último Distrito).

50 Presentados el 29 de junio de 2023 en el Hospital Universitario de Jeréz (Cádiz), acto organizado por la Dirección General de Salud Pública y Ordenación Farmacéutica de la Consejería de Salud y Consumo (Web).

51 *Diario de Almería*, 18-03-2024.

7

LA *VOZ MÉDICA*, REVISTA DE MEDICINA, CIRUGÍA Y FARMACIA DE ALMERÍA (1884-1885)

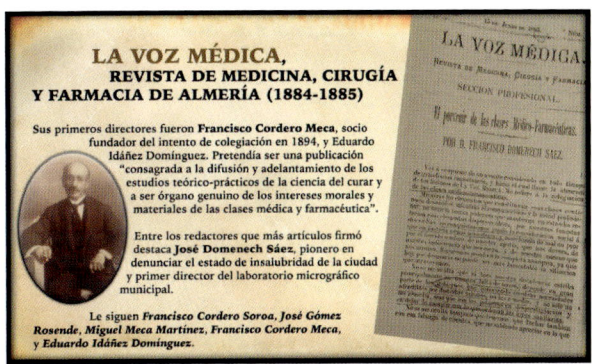

7.1. Panel Nº 7 de la exposición que se realizó en la Universidad de Almería durante el mes de marzo de 2023 sobre la Historia de la medicina almeriense.

Durante la segunda mitad del siglo XIX aconteció en Almería, como ocurriera en otras provincias españolas, el nacimiento de una publicación médica periódica, *La Voz Médica*[52]. Esta, de tirada mensual, surgió en enero de 1884 y perduró hasta agosto de 1885 de forma ininterrumpida, siendo así 20 los números publicados, de 32 páginas cada uno. Esta publicación nació ante la necesidad de mantener informados a los médicos y farmacéuticos frente a la amenaza de la pandemia colérica que llegó finalmente a España en 1885 -concretamente a Almería lo hizo en julio de ese año[53]-. Por eso, la temática sobre el cólera fue la más frecuente en ella, especialmente en lo relativo a la vacunación. También fue reflejo de otras epidemias, como la de difteria en la capital.

Con anterioridad, Almería dispuso de dos revistas generales, *El Caridemo*, publicada entre 1847 y 1948, en la que participó algún médico[54], o la *Revista de Almería*, publicada entre 1879 y 1884, donde *varios* médicos publicaron sus artículos[55], algunos de los cuales lo hicieron también en *La Voz Médica*.

Esta se definía como *revista de medicina, cirugía y farmacia*. Sus directores fueron **Francisco Cordero Meca**, uno de los socios fundadores del intento de colegiación en Almería en 1894, y **Eduardo Idáñez Domínguez**, ambos médicos de la Beneficencia municipal. Pretendía ser una publicación *consagrada a la difusión y adelantamiento de los estudios teó-*

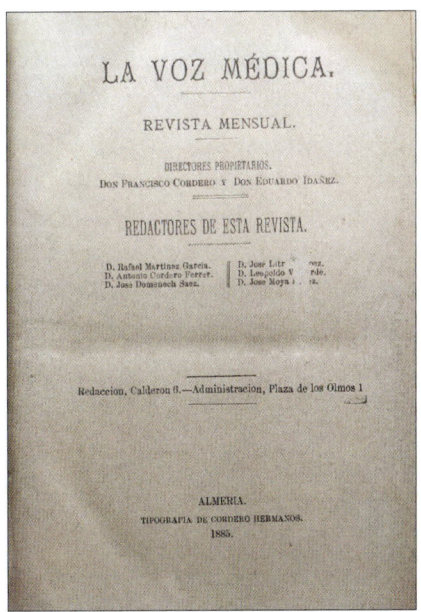

7.2. Primera página del tomo de la revista La Voz Médica, presente en la exposición de la UAL, que contiene los 20 números publicados entre enero de 1884 y agosto de 1885. ACMA.

rico-prácticos de la ciencia del curar y a ser órgano genuino de los intereses morales y materiales de las clases médica y farmacéutica en general, y en particular de las de esta provincia[56].

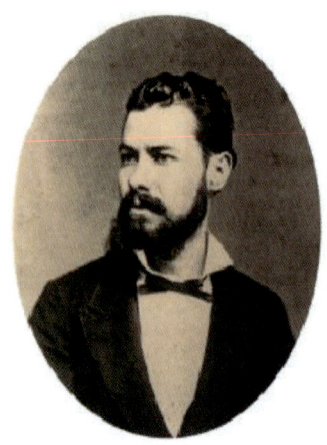

7.3. José Domenech Sáez, que escribió la famosa topografía médica de la Ciudad De Cuevas en 1880, http://highhistoryofmedicine. blogspot.com/2009/12/situacion-de-lamedicina-espanola-de-la.html

Entre los más de 20 colaboradores, fueron **José Domenech Sáez**, pionero en denunciar el estado de insalubridad de la ciudad y el primero en dirigir el laboratorio micrográfico municipal, creado a raíz de la invasión colérica de 1885, y **Miguel Meca Martínez**, farmacéutico, quienes mayor número de artículos aportaron. Les siguieron **Francisco Cordero Meca**, quien junto con el anterior fue comisionado para investigar la vacuna anticolérica, viajando primero a Madrid y con posterioridad a Valencia, con el **Dr. Ferrán**[57] —constituyendo esta la primera misión científica que cruzó nuestras fronteras provinciales—, **Eduardo Idáñez Domínguez**, que fue el primer inspector de salubridad pública de la provincia, y **José Gómez Rosende**, encargado un tiempo de la administración de la revista, quien años después fue el primer director médico del Manicomio. Además, fueron redactores asiduos los farmacéuticos **Francisco Aguilar Cano** y **Francisco Collado,** y en todos los números se contó con la información de **Olallo Morales Lupión**, director de la estación meteorológica.

Finalmente, fueron también colaboradores de la revista **Vicente Gómez Orland**, director de los baños de Sierra Alhamilla, **Onofre Giménez Gómiz**,

médico de Alhabia, **Francisco Domenech Sáez**, promotor de la colegiación médica, **Antonio Cordero Ferrer**, médico militar y quien —recordemos el capítulo anterior— tradujo el primer tratado médico sobre patología sifilítica publicado en Almería en 1871, **José Litrán López**, subdelegado de medicina y vocal de la Junta Provincial de Sanidad, **Leopoldo Valverde Cazorla**, médico de la cárcel y segundo presidente —por muy poco tiempo— del Colegio de Médicos de Almería tras constituirse en 1901, **Eduardo Pérez Ibáñez**, director de Sanidad Marítima y con posterioridad presidente del Colegio de Médicos de Almería, **Antonio Fernández Palacios**, médico de la Beneficencia municipal y —como veremos en el capítulo siguiente— protagonista de un viaje científico a París, **José Rocafull de Montes**, impulsor del Boletín del Colegio de Médicos, **Ramón Fernández Viruega**, médico forense, y **Ángel Pulido Fernández**, director general de sanidad[58].

Entre los contenidos de la revista, que se ordenaba en secciones, las dos primeras —la científica y la

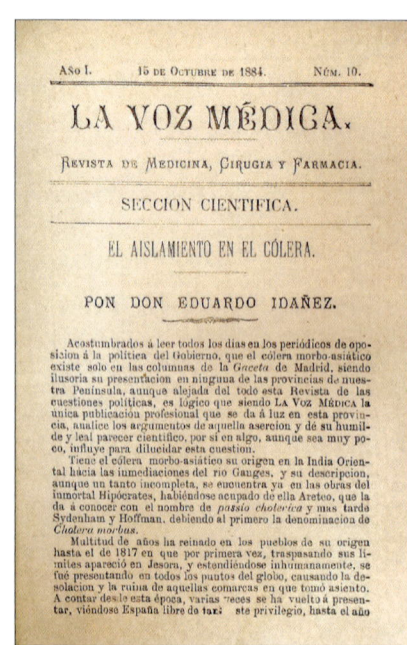

7.4. Artículo de Eduardo Idáñez Domínguez, uno de los dos directores de la revista e inspector de salubridad pública, con uno de los temas de mayor transcendencia entonces, el cólera. I (10), octubre, 1884. ACMA.

profesional— eran las más extensas y solían incluir artículos relacionados con los temas de mayor relevancia y de actualidad, como lo fueron el cólera o la difteria —de ésta última hizo varias aportaciones **José Doménech Sáez**—, o los relacionados con patologías médico-quirúrgicas frecuentes, con aspectos sobre la higiene de la ciudad de Almería, con productos farmacéuticos o propiedades de ciertos alimentos, con la homeopatía, con los baños termales o con temas más profesionales, como el futuro de las clases sanitarias o algunas biografías de interés, como las realizadas a **Francisco Cordero Cano**, **Cristóbal José Espinosa Díaz** y a **Vicente Juan y Blanes**[59].

Había otras secciones habituales, como la de revista de prensa o de higiene, coordinada por **Eduardo Idáñez Domínguez** y **José Gómez Rosende**, en la que se recogían las noticias más importantes de los libros y revistas recibidos, o la sección de noticias, donde se daba puntual información de las reuniones de las Juntas Provincial y Local de Sanidad,

de las actuaciones para prevenir el azote del cólera, de recoger la noticia sobre el fallecimiento de algún sanitario reconocido, dar a conocer las plazas vacantes de médicos o —se hacía con cierta frecuencia— informar sobre el estado sanitario de la provincia. En este último aspecto, era prácticamente la única forma que tenían los sanitarios entonces de conocer qué problemas de salud habían llegado a la provincia o qué riesgos se tenía para afectarse por la expansión de alguna epidemia, aunque fuera con cierto retraso.

Había, finalmente, un apartado para señalar las obras recibidas en la redacción, algunas de las cuales servían de intercambio con la revista, otro —más pequeño— para señala la correspondencia con los suscriptores, otro para dar información de las observaciones meteorológicas mensuales, recogidas por el director de la estación mencionado y, por último, un cuadro del movimiento de población del mes anterior, que incluía las defunciones por causas y edad de los fallecidos y los nacimientos.

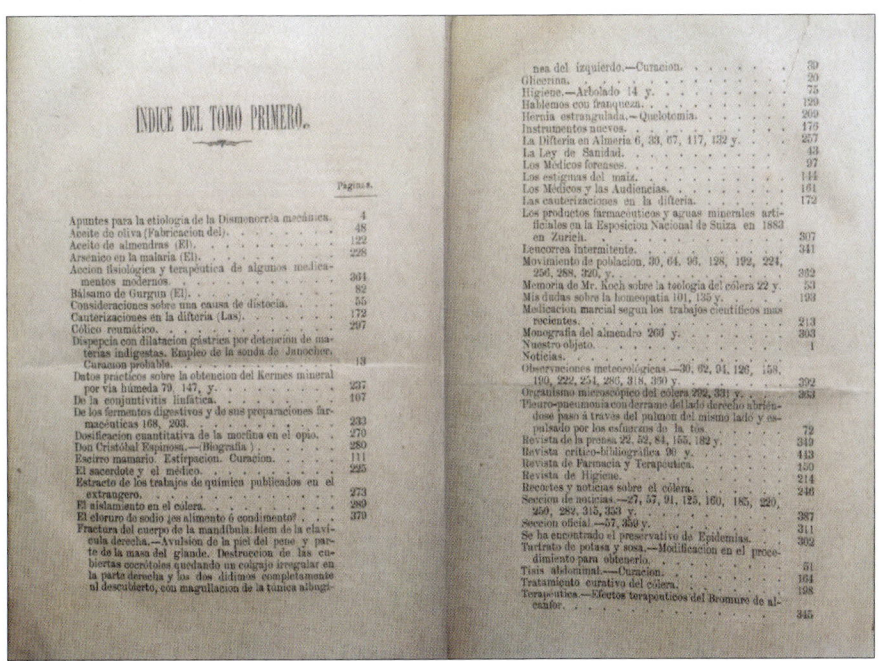

7.5. Índice de los contenidos del tomo I y único de la revista La Voz Médica. ACMA.

52 Durante estos años surgieron en varias provincias españolas revistas de similar índole. En Granada apareció la *Gaceta Médica del Sur* que, tras una primera época durante los años 1869 y 1870, tuvo una segunda que se inició en 1883 y se mantuvo con periodicidad quincenal al menos hasta 1888. A nivel nacional tenía prestigio en estos años las revistas *Gaceta Médica Catalana y El Siglo Médico*, revistas de las que con frecuencia se hacía referencia en *La Voz Médica*.

53 Gómez Díaz, D. *Op. Cit.,* pp 84-89.

54 En el último número, publicado el 20 de diciembre de 1848 se reproduce parte de un artículo del médico de la capital Manuel de Torres que presentó en la *Sociedad médico valenciana*, titulado «Sobre la causa próxima de la calentura adinámica o pútrida» (*Tiffus* de Hipócrates).

55 Así, encontramos artículos de los médicos Antonio Fernández Palacios sobre «la medicina secular» (Nov. 1883), José Domenech Sáez sobre «Crítica a la pubertad legal» (Sep. 1883) o sobre «Utilidad de la geografía médica» (Jun. 1884), y de José Rocafull de Montes con su artículo titulado «Nueva doctrina» (Ene. 1884) y con los comentarios «Octubre» y «Noviembre» aparecidos en las dos últimas revistas (Oct. y Nov. 1884). También aparece José Litrán como sostenedor de la revista, al igual que José Domenech Sáez.

56 *La Voz Médica*. Almería. Tipología de Cordero Hermanos, 1885. Así se exponía en el artículo «Nuestro objetivo» de la redacción. su primer número, enero de 1884, p 1.

57 Primeramente fueron a Madrid, conferenciados por el Ministro de la Gobernación, formando parte de la comisión que había ido a estudiar la vacunación (Jun. 1885, p 583) y, posteriormente, a Valencia, para estudiar con el Dr. Ferrán el procedimiento de la vacuna, a cuya vuelta presentaron un informe que fue difundido a los médicos de la provincia y cuyas conclusiones fueron expuestas en la revista (Jul, 1885, p 583). Con anterioridad, Francisco Cordero solicitó al Ayuntamiento una pensión para ir a Marsella a estudiar el cólera, pero no se le aprobó (Ago. 1884, p 251).

58 Además otros colaboradores, de los que no conocemos con precisión su perfil profesional, fueron Francisco Jiménez Dumas, Francisco de Lastres, Rafael Martínez García, José Moya López, Antonio Morales Pérez, Julio de Rojas, Miguel Vigar (padre) , Dr. Campello, Sebastián López y Tomás Santero. No podemos olvidar en varios números la referencias a trabajos relacionados con el cólera del Dr. Koch y del Dr. Ferrán.

59 La primera corresponde al padre de uno de los directores de la revista, Francisco Cordero Cano, que nació en Vera en 1811 y ejerció la medicina en Almería y está firmada por «V» (Ene.,1884, pp 27-28). La siguiente es realizada por José Litrán López (Sep. 1884, pp 280-282) y la última por José Domenech Sáez (Abr. 1885, pp 491-493). Referencias biográficas de José Litrán se pueden ver en *Diario de Almería*, 11-10-2020, de Antonio Sevillano.

8

INTENTO DE CREACIÓN DEL COLEGIO DE MÉDICOS Y PRIMER VIAJE CIENTÍFICO DE ALMERÍA (1894)

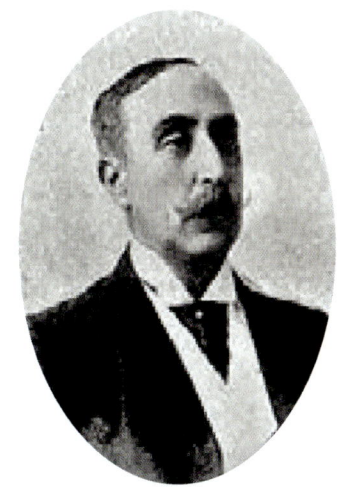

8.2. Eduardo Pérez Ibáñez, quien era propuesto para presidente del Colegio en la intentona de 1894. A la postre lo fue entre 1913 y 1917. Ocupó el cargo de alcalde de Almería entre 1907 y 1909. Web.

A finales de 1894 hubo un intento de crear el Colegio de Médicos de Almería, pretendiendo seguir los pasos dados en otras provincias, como en la vecina Granada, donde sí se consiguió. Sobre esta iniciativa sólo se dispone del documento que se reproduce, en el que el presidente del constituido Colegio, **Eduardo Pérez Ibáñez**[60], así como el secretario general del mismo, **Baldomero García Blanes**, firman un título provisional de colegiado fundador en favor de **Francisco Cordero Meca**, que era —recordemos— copropietario de la publicación *La Voz Médica*, referida en el capítulo anterior. Y más adelante veremos que un hijo suyo, **José Cordero Soroa**, ocupó la presidencia del Colegio de Médicos de Almería entre 1940 y 1945.

Recordemos también que Baldomero García Blanes ocuparía la primera presidencia del Colegio de Médicos ya definitivamente constituido, entre 1901 y 1913, y que Eduardo Pérez Ibáñez repetiría como presidente del Colegio entre los años 1913 y 1917, que fue alcalde de la ciudad de Almería entre 1907 y 1909. Así, observamos que los tres médicos a los que se refiere dicho documento tuvieron una relevancia de primera magnitud en la vida colegial de los primeros años del siglo XX.

Resulta que esta iniciativa colegial coincidió en el tiempo con el hecho de que, a propuesta del entonces alcalde del Ayuntamiento de Almería, **Guillermo Verdejo Ramírez**, médico de profesión y uno de los impulsores del alcantarillado en la ciudad, se decidió enviar a un médico titular para que fuese a París a investigar la forma de conseguir una vacuna o suero antidiftérico que estaba experimentando el **Dr. Roux**[61], ya que la ciudad de Almería entonces se encontraba afectada por una epidemia de difteria, que afectaba principalmente a la población infantil, causando una gran mortalidad.

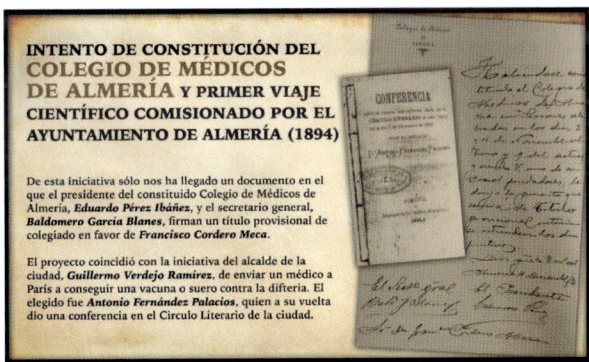

8.1. Panel Nº 8 de la exposición que se realizó en la Universidad de Almería durante el mes de marzo de 2023 sobre la Historia de la medicina almeriense.

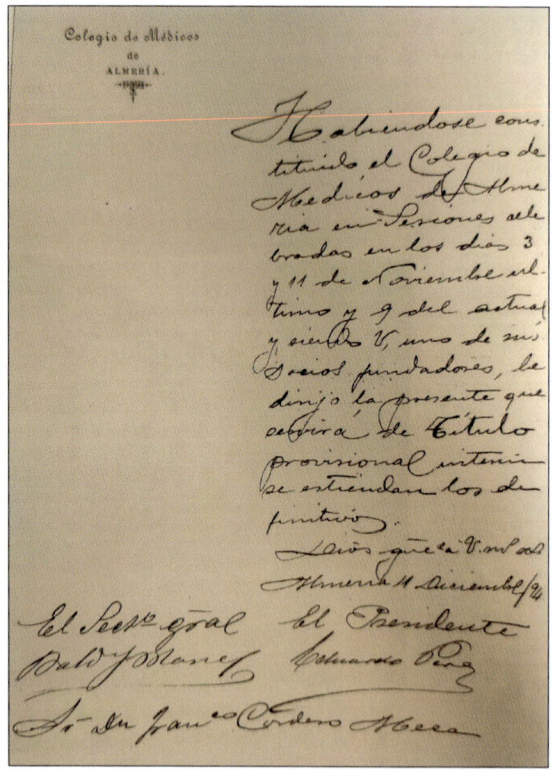

8.3. Título provisional de colegiado de Francisco Cordero Meca. In Archivador de expedientes de colegiados. Expediente de José Cordero Soroa. 1894. ACMA.

En una reunión, convocada *ex profeso*, para que entre todos los médicos titulares se nombrara un representante que viajaría a la capital francesa, se designó por votación a **Antonio Fernández Palacios**[62] Para esta misión se ofrecieron voluntariamente **José Domenech Sáez** y **José Gómez Rosende**. Se encontraba también reunido **Eduardo Idáñez Domínguez**[63].

El 13 de noviembre de 1894 salió de viaje para París, donde por unos días estudió el resultado del suero antidiftérico aplicado a los enfermos. Las estadísticas que exponían los resultados del tratamiento eran esperanzadoras. Casi un mes después, el 9 de diciembre, **Antonio Fernández Palacios** daba una conferencia en el *Círculo Literario* de la ciudad —a cuya junta de gobierno pertenecía— acerca de la memoria que elaboró con motivo de su viaje y que publicó. Se titulaba ***Conferencia sobre la vacuna anti diftérica dada en el Círculo Literario de esta capital el día 9 de Diciembre de 1894***[64]. Exponía que había sido muy fructífero y que era conveniente trasladar ese remedio terapéutico a la capital de Almería. Propuso que mientras no se pudiera elaborar el suero antidiftérico en Almería —lo que requeriría instalar el procedimiento adecuado y disponer de caballos para su obtención— se solicitase a Madrid o Barcelona el suero, cuya gestión —según él— debería de estar garantizada por el Gobierno.

Acaba su memoria con estas palabras: *Si algún día, por fortuna, se salvase en Almería de la muerte un solo niño por el uso del nuevo tratamiento, todos recordarán con respeto y con cariño a la Corporación Municipal, cuyo acuerdo es timbre de gloria imperecedera; y yo, que he tenido la honra de ser designado para tan difícil y delicada comisión, veré con creces recompensados los estudios y esfuerzos llevados a cabo, al sentir dentro de mi alma la mayor de las complacencias, la más grande de las satisfacciones.*

Se puede decir que fue esta la primera misión científica internacional que se fraguó en Almería para intentar solucionar un problema de salud de gran importancia entonces.

8.4. Antonio Fernández Palacios, médico de la Beneficencia municipal, presidente del Colegio de Médicos entre 1917 y 1919. ACMA.

8.5. Portada del folleto alusivo a la conferencia que dio Antonio Fernández Palacios el 9 de diciembre de 1894 tras su viaje científico a París. BFV.

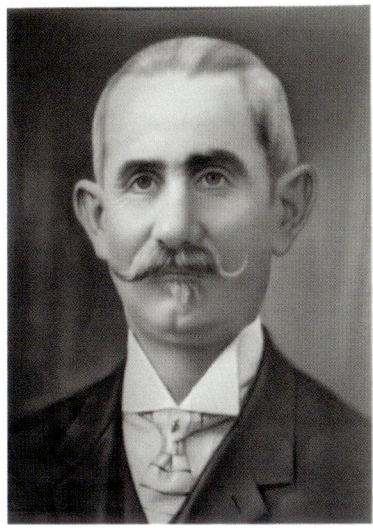

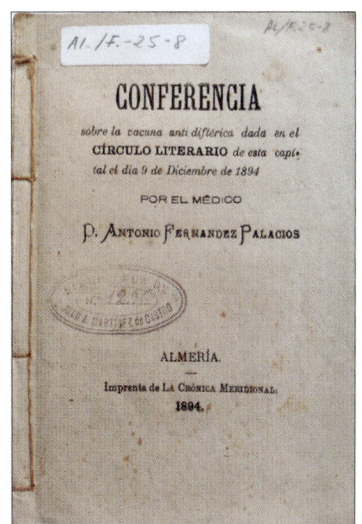

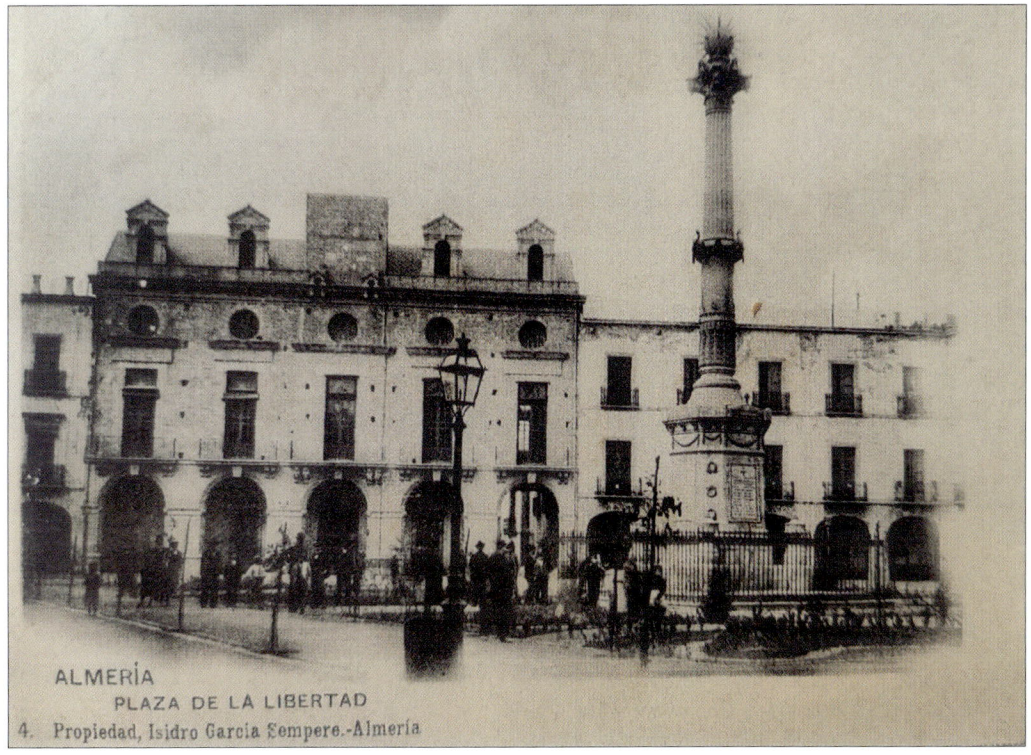

8.6. Plaza de la Libertad, donde se encontraba el Ayuntamiento y donde se reunieron los médicos titulares en 1895 para buscar un remedio a la epidemia de difteria que diezmaba la vida de los niños de Almería entonces. Véase algunos en la fotografía de 1902. En Grima Cervantes, J y Espinar Campra, N. Almería Modernista 1900-1910. Novotéctica, SA. La Voz de Almería. N.º 22.

NOTAS

60 Se le ha recordado recientemente en la prensa local. *La Voz de Almería*, 17-08-2023.

61 Era director del Laboratorio Pasteur, de París, y con anterioridad había presentado sus resultados en un congreso de higiene celebrado en Budapest.

62 Licenciado el 5 de abril de 1873, fue presidente del Colegio de médicos entre 1917 y 1919, ocupando con anterioridad durante 13 años el cargo de tesorero. Promovió el asociacionismo de los médicos titulares escribiendo artículos sobre ellos. Aparte cultivo la literatura escribiendo varias novelas y traduciendo alguna de ellas.

63 *La Crónica Meridional* de esas fechas se hizo amplio eco de la forma en que se produjo la selección del candidato e información de los días de la salida y de la llegada del viaje así como de la convocatoria de la conferencia que se ofreció con posterioridad. En concreto, en la de 01-11-1984 se informaba sobre la concesión de 1.500 ptas para costear los gastos del viaje.

64 En *La Crónica Meridional*, 15-12-1894, pp 1-2; 16-12-1894, pp 1-2; 19-12-1894, pp 1-2; 20-12-1894, p 1; 21-12-1894, p 2; y 23-12-1894, p 2.

9

PRIMERA COMUNICACIÓN MÉDICA EN UN EVENTO CIENTÍFICO INTERNACIONAL (1898)

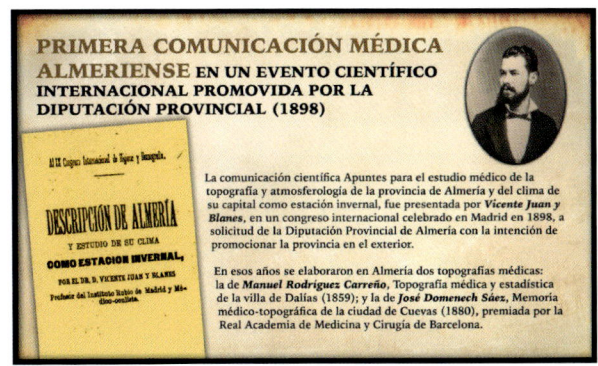

9.1. Panel Nº 9 de la exposición que se realizó en la Universidad de Almería durante el mes de marzo de 2023 sobre la Historia de la medicina almeriense

Es quizás la primera de las comunicaciones científicas que sobre Almería se presentó en un congreso, en esta ocasión de ámbito internacional y celebrado en Madrid en 1898[65]. Con el título «*Apuntes para el estudio médico de la topografía y atmosferología de la provincia de Almería y del clima de su capital como estación invernal*», fue presentado el estudio que realizó **Vicente Juan y Blanes**[66] (Cuevas del Almanzora, 1854; Almería, 1942). Este estudió medicina en Madrid, ejerció de médico titular de Cuevas y fue director facultativo del Hospital de la Virgen del Carmen de Sierra Almagrera, en Cuevas, publicando una memoria tras el bienio 1884 y 1885[67]. Estudió el doctorado en el Instituto Rubio del Hospital La Princesa de Madrid y se especializó en oftalmología. Se trasladó a Almería en 1894. En 1916 publicó un folleto titulado *Importancia del médico oculista en las Escuelas de 1ª Enseñanza* y otro sobre *Pedagogía Médica* en 1917, como veremos en el capítulo 14.

Fue la Diputación Provincial de Almería quien lo envió como delegado al congreso, ya que esta tenía un gran interés en promocionar la provincia en el exterior y eran pocos los motivos que había para hacerlo —aunque ya disponía de la conexión ferroviaria con la capital de España—, toda vez que entonces la ciudad de Almería competía para ser un polo de atracción como estación invernal con las ciudades de Málaga y Alicante. Esta disputa con ellas —sobre todo con Málaga— ya venía de antaño

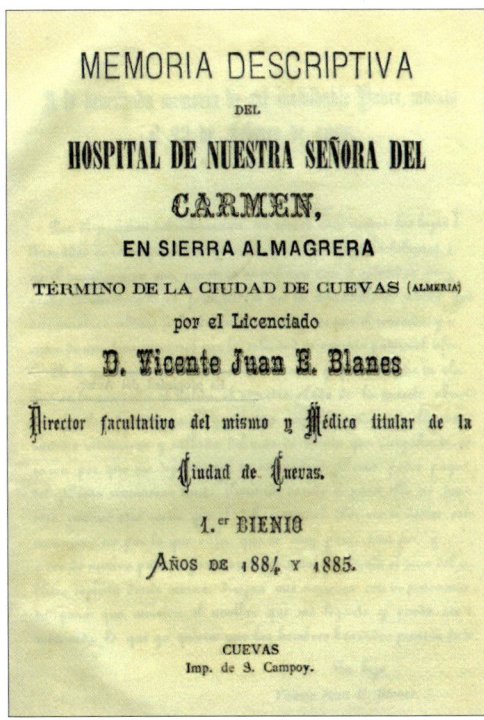

9.2. Publicación elaborada por Vicente Juan y Blanes en Cuevas de Almanzora. *Ca.* 1886. Gentileza de Enrique Fernández Bolea.

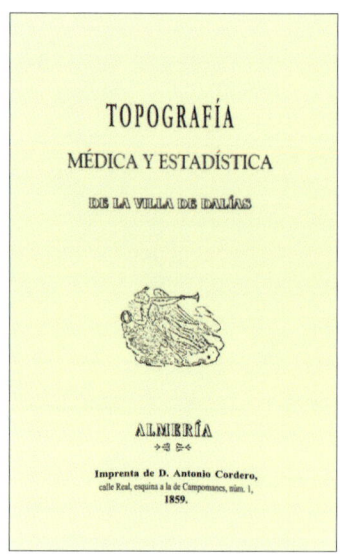

9.3. Topografía médica y estadística de la villa de Dalías publicada por Manuel Rodríguez Carreño en 1859. HDP.

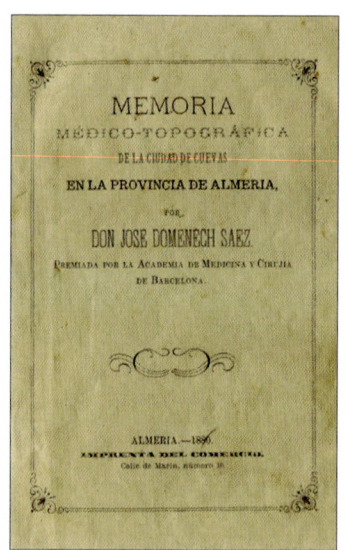

9.4. Topografía médica de Cuevas, publicada por José Domenech Sáez en 1880. BVA y HDP

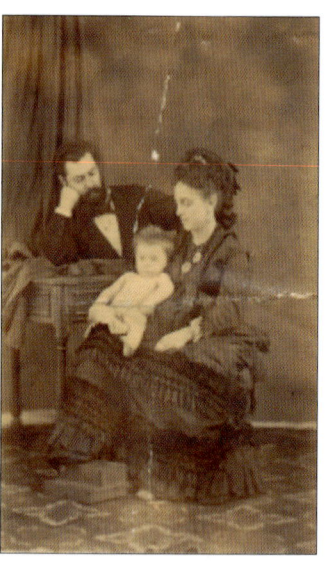

9.5. José Domenech Sáez con su esposa y su hijo en 1877, autor de la magnífica topografía de Cuevas del Almanzora. Web.

y permaneció muchos años después. Se puede ver ya en la revista *El Siglo Médico* en 1864[68] donde, tras aparecer impresas las virtudes que tenía la provincia de Málaga como estación invernal, se publicaron las propiedades climáticas de la ciudad de Almería por entender que estas también eran meritorias y propicias para ser candidata a esa denominación.

Y es que, promovido por las corrientes higienistas de la segunda parte del siglo XIX, a las topografías médicas o estudio tanto de las características saludables como de las enfermedades reinantes en una localidad o territorio y su relación con sus condiciones geográficas, climáticas y de su fauna y flora se les daba una gran importancia para beneficiarse de sus bondades e intentar atajar las patologías frecuentes de dicho lugar. En Almería, aunque han sido varias las topografías médicas elaboradas —como la que ha motivado el panel de la exposición—, dos han sido las que se han publicado como monografías. Una de ellas es la que elaboró **Manuel Rodríguez Carreño**, denominada *Topografía médica y estadística de la villa de Dalías* y publicada en 1859[69], y la otra la realizó **José Domenech Sáez**, bajo el título *Memoria médico-topográfica de la ciudad de Cuevas*[70], impresa en 1880, obra premiada por la Real Academia de Medicina y Cirugía de Barcelona.

En 1885, de nuevo **José Domenech Sáez**, ya residiendo en Almería, publicó en *La Voz Médica* un artículo titulado «Lijeros apuntes para la topografía físico-médica de Almería»[71]. En él se afirma que *Almería es una de las mejores localidades que se conocen, en la que seguramente hallarían el completo restablecimiento de su pérdida o quebrantada salud muchos individuos, con solo sustraerse de la perniciosa acción de los agentes climatológicos, bajo cuya influencia enfermaron, y poniéndose al amparo de los eminentemente sanos y beneficiosos que a esta población rodean.*

Más tarde, en 1903, la memoria de **León Palacios Carreño** publicada en 1903, titulada *Enfermedades infecciosas y transmisibles predominantes, con la* *estadística demográfico-sanitaria del quinquenio de 1897 a 1901*[72] y que hemos referido en el capítulo 6, se puede considerar otra topografía médica de la ciudad de Almería, por su descripción sobre la mortalidad reinante, por el análisis que hace acerca de las causas que la produce y por exponer las formas de evitarla. Se afirma en la misma, curiosamente, que la benevolencia de su clima *la convertirán algún día en la perla del Mediterráneo y en deliciosa y bellísima estación invernal* (p 85).

El tema sobre los beneficios que para la salud se le atribuían al clima de la ciudad de Almería fue muy recurrente en la prensa local de finales del siglo XIX y principios del XX y lo fue mucho más a partir de 1908, cuando **Santiago Ramón y Cajal** visitó Almería y manifestó tras su estancia que el clima de Almería le había parecido *muy superior al de Alicante*, de donde había llegado, lo que veremos con más detalle en el capítulo 11[73].

Hasta la actualidad a la provincia de Almería se le ha seguido relacionando con su clima benévolo y los beneficios que ello suponen para la salud. Es decir, que el tema continúa generando tinta en la prensa tras más de 125 años de aquella comunicación de 1898[74].

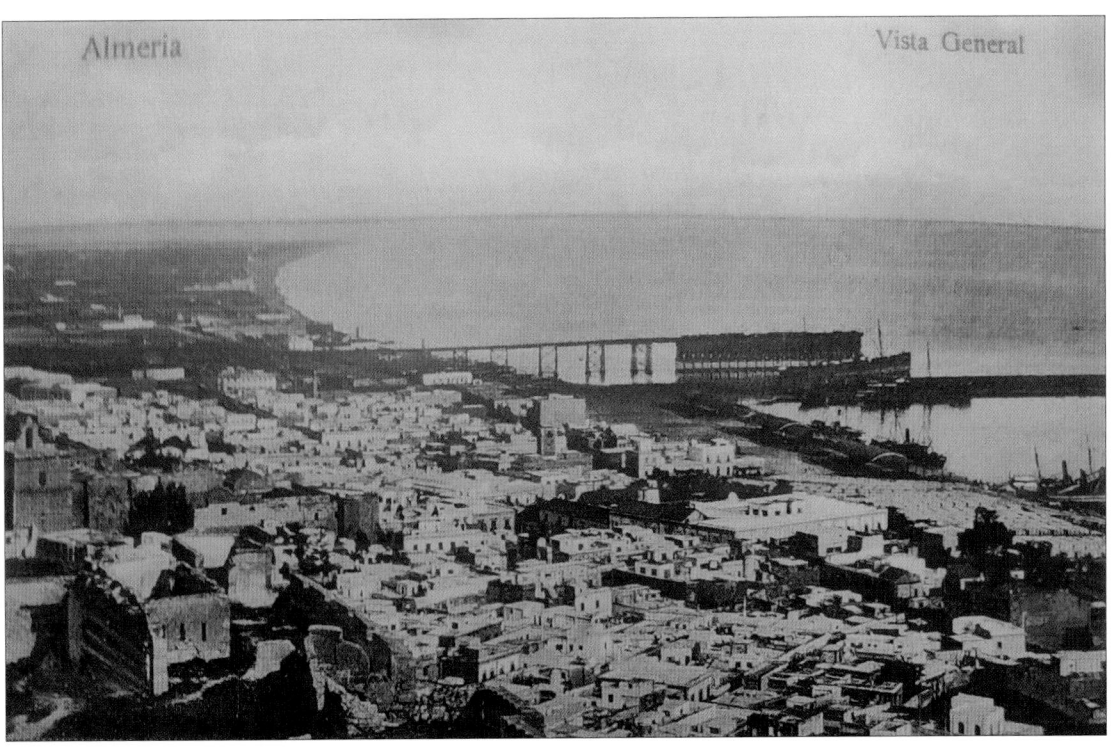

9.6. Vista general de la Almería de 1902, que se describiera en el Congreso Internacional de Higiene y Demografía de Madrid por Vicente Juan E. Blanes. En Grima Cervantes, J y Espinar Campra, N. Almería Modernista 1900-1910. Novotéctica, SA. La Voz de Almería. N.º 60.

NOTAS

65 *Actas y Memorias del IX Congreso Internacional de Higiene y Demografía* (Celebrado en Madrid en abril de 1898). Madrid. Publicación dirigida y redactada por Dr. Enrique Salcedo y Ginestal, 1900, t. III, pp 175-182. En la discusión que hubo se indica en el mismo -p 431- que el *Sr. Blanes* «*se lamenta de que se hubiese hecho caso omiso de esta población, siendo así que reúne condiciones climatológicas mejores que ninguna otra*». Esta comunicación fue publicada previamente en *La Crónica Meridional*, 05-11-1898, pp 1-2, 06-11-1898, pp 1-2, y 08-11-1898, pp 1-2, con el título «Descripción de Almería y estudio de su clima como estación invernal», cuya portada se reproduce en el panel del capítulo.

66 García Ramos, JA. http://garciaramosmedicosalmerienses.blogspot.com/2009/11/blanes.html. Según él, su nombre completo es Vicente Juan Esteban y lo de Blanes es sobreañadido por el apellido de su padre, tocólogo famoso en Cuevas del Almanzora desde 1843 y 1885, cuando falleció.

67 *Ibidem*. Titulada *Memoria descriptiva del Hospital de Ntra. Sra. del Carmen en Sierra Almagrera*, en Cuevas, ca. 1886, cuyo contenido, según García Ramos, es muy importante para conocer las condiciones de trabajo de los mineros de finales del siglo XIX, uno de los primeros textos sobre salud laboral publicados en Almería. Agradecemos a Enrique Fernández Bolea el envío de su portada y contenido.

68 *El Siglo Médico*. Vol. XI (524), 17-01-1864, pp 33-34. En la primera página, en la Sección Doctrinal que habla sobre la *tisis pulmonar y el cambio de clima*, entre las tres ciudades que cita, se encuentra Almería después de Alicante, donde se afirma que *el clima es uno de los más saludables de Andalucía*. Después cita a Valencia.

69 Publicado en Almería. Imprenta de Antonio Cordero, 1859, 51 pág. (HDP). Edición facsímil con estudio preliminar de Pedro Ponce Molina. Mojácar (Almería). Arráez Editores, 2007.

70 Publicado en Almería. Imp. del Comercio, 1880, 87 pág. Edición facsímil con estudio preliminar de José Antonio García Ramos. Mojácar (Almería). Arráez Editores, 2007.

71 *La Voz Médica*, marzo, 1885, pp 459-463.

72 Memoria premiada en el certamen de los Juegos Florales celebrados en el Círculo Literario de Almería en Agosto de 1902. Impreso en Almería. Papelería e Imp. La Enseñaza, 1903.

73 Así, desde el *Anuario de Almería*, donde Paul Cazard no vacilaba en «*afirmar que Almería superaba todos los países mencionados como estación invernal*», en todos las guías turísticas de Almería que se publicaron hasta los años ochenta no dejaron de recordar sus palabras y señalarse a Almería como la mejor estación invernal de España y de Europa, mostrando sus mejores temperaturas comparadas con las de Alicante, Málaga y otras

74 *Diario de Almería*, 19-03-2023 y 03-06-2023. En este último el titular era: «*Las tres mil horas de sol y sus muchos beneficios en la salud de los habitantes*», noticia desarrollada en p 6. Texto de Rafael Espino. Posteriormente en este mismo diario en fechas 24-12-2023 y 31-12-2023. También en *La Voz de Almería*, 29-12-2023 y 11-01-2024.

10

CONSTITUCIÓN DEL COLEGIO DE MÉDICOS DE ALMERÍA (1901)

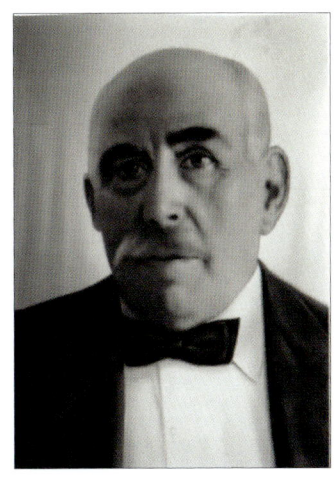

10.2. Baldomero García Blanes, primer presidente del Colegio de Médicos cuando se constituyó en 1901. ACMA.

Requerido por la normativa sanitaria, en Almería el 1 de mayo de 1901 se constituyó la primera Junta de Gobierno del Colegio de Médicos de Almería, como consecuencia de un proceso electoral días antes. Esta estaba presidida por **Baldomero García Blanes**, siendo secretario **José Gómez Rosende** y tesorero **Antonio Fernández Palacios**. La primera sede provisional para las reuniones estuvo en el Círculo Mercantil, que entonces se encontraba ubicado en el Paseo del Príncipe, 69.

Una de las primeras medidas tomadas estuvieron relacionadas con el intrusismo profesional. El primer listado ascendía a 96 colegiados, mientras que el de 1903 alcanzaba los 132 médicos. En 1906 se confeccionó el primer reglamento interior del Colegio.

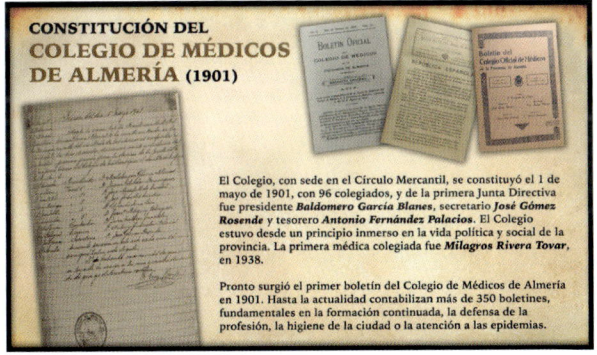

10.1. Panel Nº 10 de la exposición que se realizó en la Universidad de Almería durante el mes de marzo de 2023 sobre la Historia de la medicina almeriense.

Pronto surgió el primer *Boletín del Colegio de Médicos de Almería* en 1901[75], de periodicidad mensual, que perduró en esa primera etapa hasta 1908. Su redactor jefe entonces fue **José Rocafull de Montes**. Tras sus varias etapas hasta abril de 2003 se han contabilizado 353 boletines. Los contenidos fueron muy distintos en las diferentes épocas. En los primeros años estos fueron muy útiles para la actualización profesional, tratando además los temas de defensa de la profesión —como los honorarios o la lucha contra el caciquismo en los pueblos—, la higiene de la ciudad de Almería y la información sobre las distintas epidemias y luchas sanitarias que iban apareciendo, como la difteria en esos primeros años. Los últimos han recogido más bien las actividades institucionales y formativas que se han celebrado en el Colegio. Entre 2003 y 2014 el Colegio de Almería dispuso de cuatro páginas centrales en la publicación del Consejo Andaluz de Colegios de Médicos titulada *Andalucía Médica*[76].

El Colegio estuvo desde un principio inmerso en la vida política y social de la provincia, siendo alcaldes de Almería uno de sus presidentes, **Eduardo Pé-**

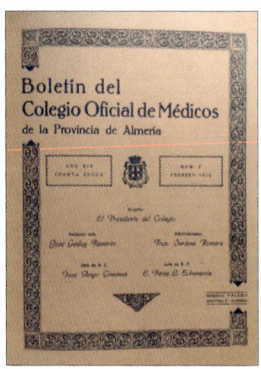

10.3. Boletín del Colegio de Médicos de Almería. Febrero, 1934.

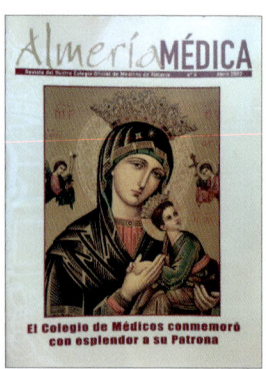

10.5. Último número de Almería Médica. Abril, 2003.

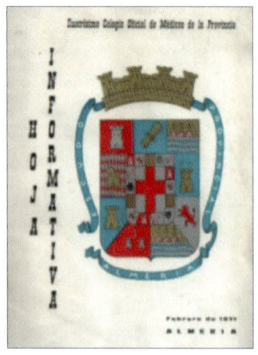

10.4. Hoja Informativa. Colegio de Médicos de Almería. Febrero, 1971.

rez Ibáñez —entre 1907 y 1909—, uno de sus colegiados durante la II República, **Antonio Oliveros Ruiz**, y uno de los vocales del Colegio ya en democracia, **Juan F. Megino López**. Otros médicos almerienses fueron elegidos diputados al Congreso, como **Juan Compani Jiménez**, que lo fue durante la II República, o **Juan Callejón Baena**, más recientemente en democracia. Finalmente, hubo también un médico que fue parlamentario andaluz, **Manuel Rodríguez Martínez**.

El Colegio tuvo varias sedes colegiales, disponiendo de sede propia desde 1926 (Conde Ofalia, 5), pasando en 1928 al número 1 de esa misma calle (Posteriormente llamada Dr Gómez Ulla), y permaneciendo en la actual —en calle Gerona, 11— desde el año 1969. En 1998 se realizó una importante obra de remodelación y ampliación de la misma.

Durante todas las etapas de su existencia el Colegio, ante la ausencia de estudios superiores de medicina en la provincia, ha tenido como uno de sus grandes objetivos la formación continuada de su miembros. Si en los primeros años los boletines colegiales eran la herramienta más adecuada, conforme el número de colegiados fue creciendo a partir de los años setenta las jornadas, mesas redondas, conferencias y reuniones científicas se fueron prodigando. Esta actividad ha sido más intensa en los años noventa del siglo pasado donde a través de un convenio con la Facultad de Medicina de Granada se pudieron impartir cursos monográficos de doctorado en el propio Colegio, lo que facilitó que muchos colegiados pudieran realizar sus tesis doctorales y participar en proyectos de investigación.

Por otro lado, también el Colegio ha realizado algunas publicaciones en ese interés por la formación, como ha sido una sobre protocolos[77] y varios —más recientemente desde 2016—, editando casos clínicos relevantes para residentes de la provincia que se han seleccionado en distintas convocatorias[78]. También ha colaborado en la edición de libros de temática clínica e histórica de interés para los colegiados[79].

Las primeras médicas colegiadas fueron **Milagros Rivera Tovar**[80], que lo hizo en 1938, **Isabel Téllez Molina**[81], en 1941, y **Elena Lázaro Navarro**, en 1943[82]. Hubo otra médica almeriense que acabó su licenciatura en 1930, de la que no consta su colegiación, **Elena Gómez Spencer**[83].

En 2001 se celebró el primer centenario del Colegio de Médicos con un amplio programa de actividades, editándose un libro que contenía la historia de sus 100 primeros años[84]. Posteriormente se elaboró una memoria que recogía todas las actividades que se llevaron a cabo en la celebración del centenario[85].

En 2011 se editó otro libro en el que se exponía información de sus diez años más de vida y se daba oportunidad a varios médicos y médicas a plasmar su visión personal o familiar de la medicina en Al-

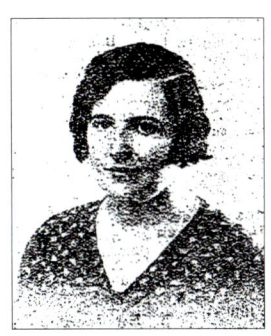

10.6. Elena Gómez Spencer, primera médica almeriense. Diario de Almería, 27-08-1930.

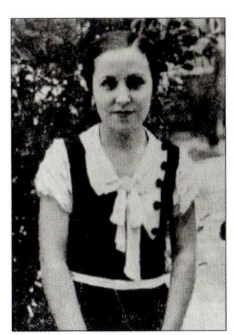

10.7. Milagros Rivera Tovar, primera médica colegiada en 1938. En *Mujeres pioneras en la medicina española*. OMC. Madrid, 2022.

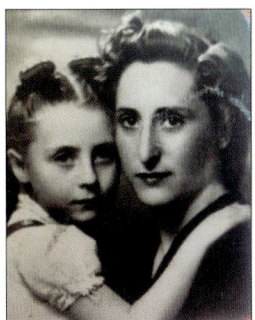

10.8. Isabel Téllez Molina, colegiada en 1941. En *Martín Sevilla, A. et al. Historia de la ciencia almeriense con nombre de Mujer*. IEA. Almería, 2023.

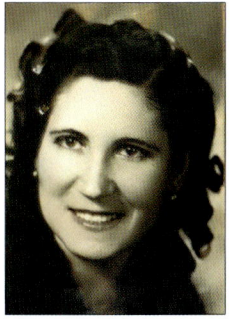

10.9. Elena Lázaro Navarro. Tercera médica colegiada. Lo hizo en 1943. Ficha de colegiada. ACMA.

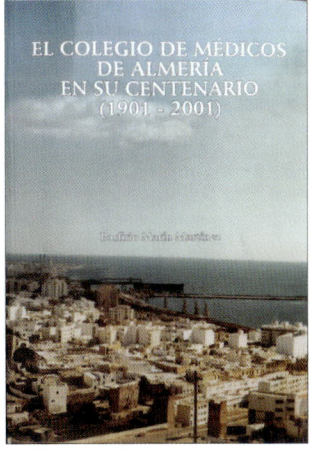

10.10. Publicación conmemorativa del I centenario del Colegio de Médicos de Almería, presentada en la sede colegial el 26 de enero de 2001.

Si el Colegio comenzó a principios del siglo XX con un número de médicos que no llegaba al centenar, en la actualidad supera los tres mil colegiados, cuya evolución en distintos períodos se puede ver en el gráfico adjunto. En los últimos lustros se ha producido una feminización de la profesión médica y un déficit de profesionales, hecho este último impensable hace tres o cuatro décadas[87]. Una visión más en detalle de esta evolución y el perfil de la profesión médica almeriense la podemos ver en el *anexo* al final de este capítulo.

mería así como a varias personas ajenas a la profesión exponiendo sus vivencias o aportando referencias históricas sobre algún médico especialmente relevante para ellas[86].

Tras distintas posturas sobre las necesidad e idoneidad de instaurar los estudios del Grado de Medicina en la Universidad de Almería, finalmente ha sido unánime el apoyo del Colegio de Médicos a su implantación, iniciado en el curso académico 2022-2023, habiendo colaborado activamente en la organización de la exposición que se llevó a cabo en la Universidad de Almería durante el mes de marzo de 2023 titulada «*Historia de la medicina almeriense*», y que fue el germen de esta publicación.

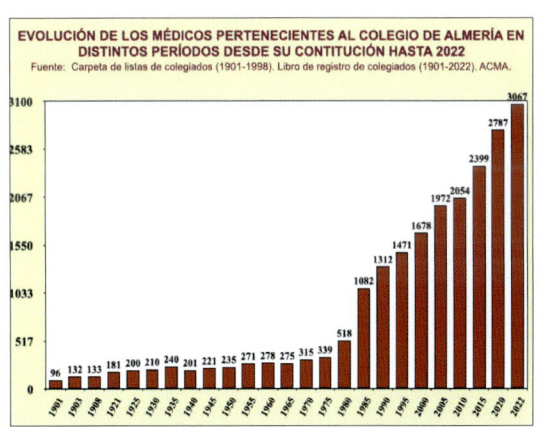

10.11. Gráfico sobre la evolución de los médicos colegiados en Almería (1901-2022).

El Colegio de Médicos de Almería ha tenido en su larga historia 19 presidentes[88]. Por orden cronológico, estos fueron:

- Baldomero García Blanes (1901-1913).
- Leopoldo Valverde Cazorla (1913).
- Eduardo Pérez Ibáñez (1913-1917).
- Antonio Fernández Palacios (1917-1919).
- Manuel Marín Amat (1919-1922).
- Eduardo Pérez Cano (1922-1926).
- Miguel García Algarra (1926-1927); (1933-1936).
- Juan Antonio Martínez Limones (1927-1933).
- Gonzalo Ferry Fernández (1936-1938).
- Antonio Villaespesa Quintana (1939).
- José Cordero Soroa (1940-1946).
- Cristóbal López Rodríguez (1946-1950).
- Carlos Palanca La-Chica (1951-1975).
- Jacinto Escudero Pérez (1976-1980).
- Eusebio Álvaro Míguez (1981).
- Francisco Pérez Company (1981-1983).
- Ramón Martos Ferres (1984-1985).
- Francisco Ortega Viñolo (1985-2009).
- Francisco José Martínez Amo (2009-Continúa).

La Junta directiva de 2021 —la última— quedó constituida por las siguientes personas:

- Presidente: Francisco José Martínez Amo[89].
- Vicepresidente: Eduardo Amat Fernández.
- Secretario: Antonio Romero Monedero.
- Vicesecretario: Juan José Abad Vivas-Pérez.
- Tesorero: Miguel Montero Jara.
- Vocal de médicos de Administración Pública: Francisca Isabel García Maldonado[90].
- Vocal provincial de médico postgraduados: Cristina Campos Rosas.
- Vocal provincial de médicos de ejercicio libre: José Antonio García Viúdez.
- Vocal provincial de médicos de Atención Primaria: Rosa María Iribarne Capel.
- Vocal provincial de médicos de hospitales: Gabriel José López Ordoño.
- Vocal provincial de médicos con empleo precario: Sara María López Saro.
- Vocal provincial de médicos jubilados: Francisco José Vázquez Salmerón.

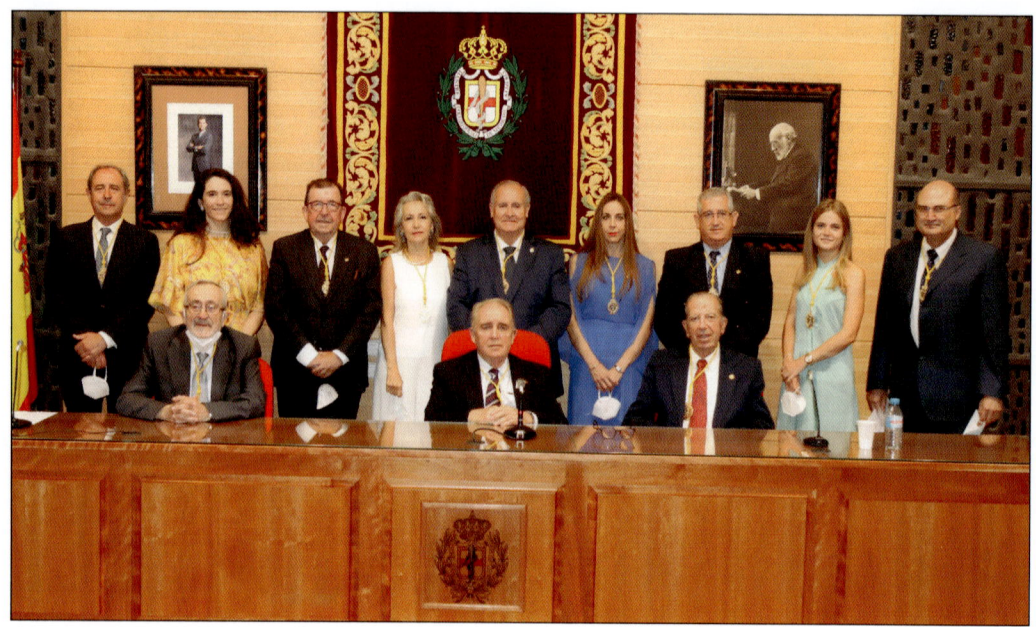

10.12. Junta Directiva del Colegio de Médicos de Almería, que tomó posesión el 4 de junio de 2021.

ANEXO:
EVOLUCIÓN Y PERFIL DE LA PROFESIÓN MÉDICA ALMERIENSE

En la actualidad, disponemos de una visión de la evolución y del perfil de la profesión médica a raíz de los datos aportados por el Colegio de Médicos de Almería a finales de 2022[91]. Para comenzar, exponemos cómo ha evolucionado el número de colegiados desde el año 1940 hasta 2020 por períodos quinquenales y por sexo. Y, como podemos contemplar en el *gráfico 1*, si el incremento de estos ha sido muy escaso hasta 1980, cuando contaba con 518 miembros, este se ha acentuado a partir de entonces, consiguiendo aumentar más de 1.000 a la cifra anterior en el año 2000, superando los 2.000 en 2011 y acercándose a los 3.000 en 2020. A finales de 2022 eran 3.096 los médicos colegiados.

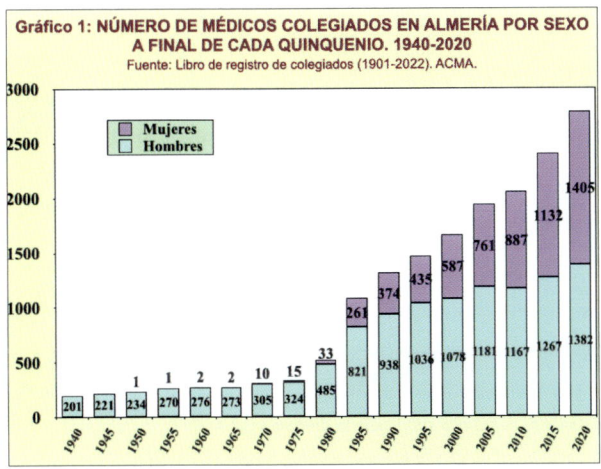

Gráfico 1: NÚMERO DE MÉDICOS COLEGIADOS EN ALMERÍA POR SEXO A FINAL DE CADA QUINQUENIO. 1940-2020. Fuente: Libro de registro de colegiados (1901-2022). ACMA.

Esta evolución por sexos ha sido muy peculiar, ya que si en 1980 se partía de un porcentaje muy bajo de colegiación femenina —estaba en el 6,37% del total—, esta fue progresivamente aumentando, llegando en 1990 a representar el 28,51%, siendo del 34,4% en el año 2000, alcanzando al 43% en 2011 y superando finalmente la representación femenina a la masculina en el año 2022. Ha habido una progresiva y constante feminización de la profesión médica. La evolución de estos tres años referidos se pueden ver en los *gráficos 2, 3 y 4*.

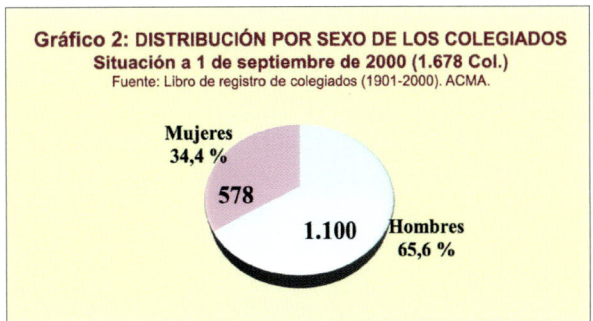

Gráfico 2: DISTRIBUCIÓN POR SEXO DE LOS COLEGIADOS. Situación a 1 de septiembre de 2000 (1.678 Col.). Fuente: Libro de registro de colegiados (1901-2000). ACMA. Mujeres 34,4 % — 578. Hombres 65,6 % — 1.100.

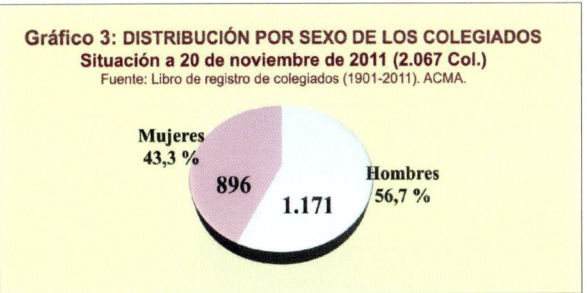

Gráfico 3: DISTRIBUCIÓN POR SEXO DE LOS COLEGIADOS. Situación a 20 de noviembre de 2011 (2.067 Col.). Fuente: Libro de registro de colegiados (1901-2011). ACMA. Mujeres 43,3 % — 896. Hombres 56,7 % — 1.171.

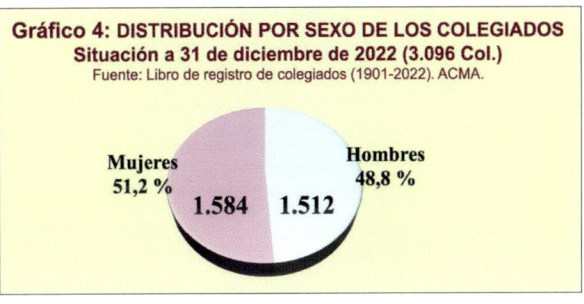

Gráfico 4: DISTRIBUCIÓN POR SEXO DE LOS COLEGIADOS. Situación a 31 de diciembre de 2022 (3.096 Col.). Fuente: Libro de registro de colegiados (1901-2022). ACMA. Mujeres 51,2 % — 1.584. Hombres 48,8 % — 1.512.

En cuanto a la evolución por grupos de edad, analizando las tres últimas fechas señaladas, observamos también una gran evolución de grupo más representativo, ya que si en el año 2000 este era el de 41-45 años, en 2011 era el de 51-55 años, siendo en el año 2022 el de 61-65 años, como se puede apreciar en los *gráficos 5, 6 y 7*.

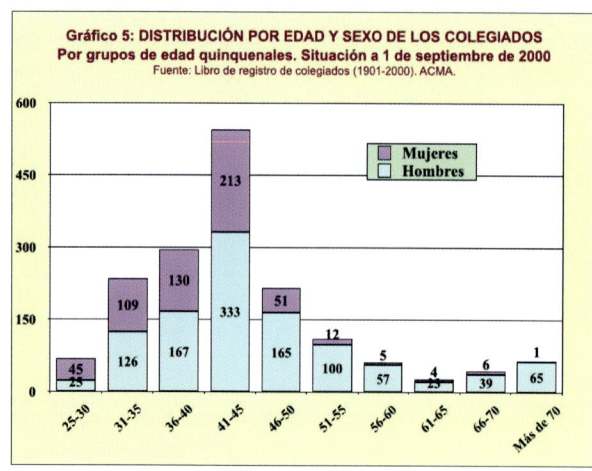

Gráfico 5: DISTRIBUCIÓN POR EDAD Y SEXO DE LOS COLEGIADOS
Por grupos de edad quinquenales. Situación a 1 de septiembre de 2000
Fuente: Libro de registro de colegiados (1901-2000). ACMA.

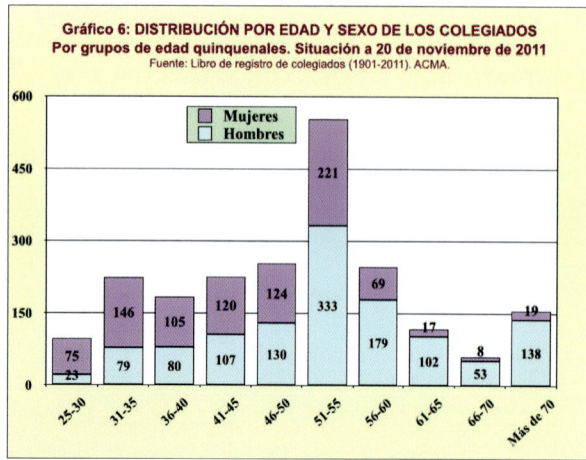

Gráfico 6: DISTRIBUCIÓN POR EDAD Y SEXO DE LOS COLEGIADOS
Por grupos de edad quinquenales. Situación a 20 de noviembre de 2011
Fuente: Libro de registro de colegiados (1901-2011). ACMA.

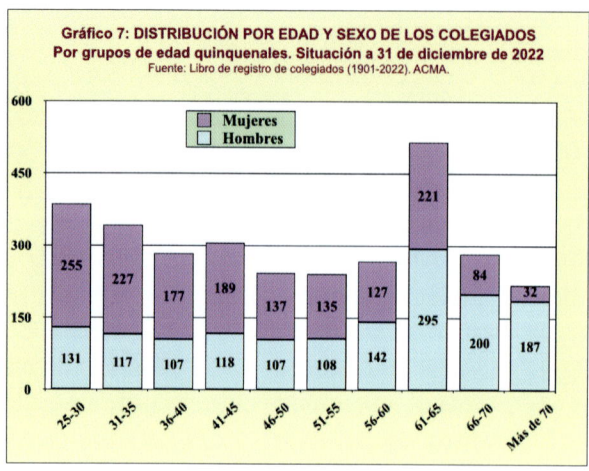

Gráfico 7: DISTRIBUCIÓN POR EDAD Y SEXO DE LOS COLEGIADOS
Por grupos de edad quinquenales. Situación a 31 de diciembre de 2022
Fuente: Libro de registro de colegiados (1901-2022). ACMA.

Se ha producido, así, un envejecimiento de la profesión médica. Esto se debe, como se puede observar en el *gráfico 8*, a que entre los años 1981 y 1985 fue cuando se produjo un mayor número de altas colegiales al salir de las Facultades de Medicina la mayor plétora de médicos de la historia, que ha sido compensada en los últimos años con la creación de nuevas Facultades de medicina.

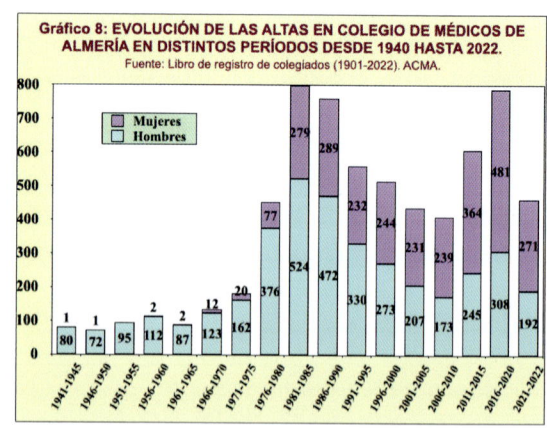

Gráfico 8: EVOLUCIÓN DE LAS ALTAS EN COLEGIO DE MÉDICOS DE ALMERÍA EN DISTINTOS PERÍODOS DESDE 1940 HASTA 2022.
Fuente: Libro de registro de colegiados (1901-2022). ACMA.

Analizamos a continuación cuáles han sido las Facultades de medicina donde han estudiado los médicos colegiados en Almería a 31 de diciembre de 2022. Como se observa en la *tabla 1*, es la Facultad de medicina de Granada donde ha estudiado el mayor número de médicos, siendo estos 1.731, lo que representa más de la mitad de la colegiación, siendo el reparto por sexos similar. Le sigue el resto de las universidades andaluzas como es lógico, apareciendo después las de varios países de Latinoamérica, por el número de médicos extranjeros que trabajan en la provincia. Como podemos observar, el listado de países representados es amplio, en consonancia también con la amplia diversidad de países que Almería tiene en los 162.091 extranjeros que conforman actualmente el 21,93% del censo de habitantes de la provincia, que a 1 de enero de 2022 era de 739.293 personas, una de las provincias españolas con mayor crecimiento de población en los últimos años.

Tabla 1: Facultad de Medicina donde han estudiado los médicos colegiados en Almería a 31-12-2022

Facultad de Medicina	Hombre	Mujer	Total	Porcentaje
Granada	868	863	1731	55,89
Málaga	61	86	147	4,75
Sevilla	53	65	118	3,81
Córdoba	39	66	105	3,39
Cádiz	37	45	82	2,65
Cuba	59	19	78	2.52
Venezuela	28	42	70	2.26
Argentina	41	26	67	2.16
Murcia	22	44	66	2,13
Madrid (Complutense)	22	31	53	1.71
Madrid (Autónoma)	21	30	51	1.65
Colombia	29	16	45	1.45
Valencia	27	15	42	1,36
Salamanca	14	21	35	1.13
Barcelona (Central)	20	12	32	1,03
Rep. Dominicana	14	17	31	1,00
Zaragoza	12	15	27	0,97
Navarra	17	9	26	0,84
Valladolid	13	10	23	0,74
Alicante	9	8	17	0,55
Castilla-La Mancha	4	11	15	0,48
Santiago de Compostela	5	10	15	0,48
Extremadura	2	12	14	0,45
Perú	7	6	13	0,42
Barcelona (Autónoma)	6	6	12	0,39
Bolivia	7	4	11	0,36
Lérida	5	6	11	0,36
País Vasco	4	6	10	0,32
Alcalá de Henares	3	6	9	0,29
Ecuador	5	4	9	0,29
México	6	3	9	0,29
Oviedo	6	3	9	0,29
Reus	1	7	8	0,26
Ucrania	3	5	8	0,26
Italia	3	4	7	0,23
Murcia (U. San Antonio)	2	5	7	0,23
Rumanía	3	3	6	0,19
Gerona	2	3	5	0,16
Honduras	3	2	5	0,16
La Laguna	3	2	5	0,16
Santander	1	4	5	0,16
Uruguay	5	-	5	0,16
El Salvador	1	3	4	0,13
Rusia	-	4	4	0,13
Castellón de la Plana	1	3	4	0,13
Brasil	1	2	3	0,10
Chile	3	-	3	0,10
Lituania	1	2	3	0,10
Madrid (U. Fco. de Vitoria)	1	2	3	0,10
Panamá	1	2	3	0,10
Alemania	2	-	2	0,06
Moldavia	1	1	2	0,06
Madrid (U. Europea)	1	1	2	0,06
Elche (U. Miguel Hernández)	1	1	2	0,06

Facultad de Medicina	Hombre	Mujer	Total	Porcentaje
Móstoles (U. Rey Juan Carlos)	-	2	2	0,06
Uzbekistán	1	1	2	0,06
Madrid (U. Alfonso X El Sabio)	-	1	1	0,03
Argelia	1	-	1	0,03
Bangladesh	-	1	1	0,03
Bulgaria	1	-	1	0,03
Cantabria	-	1	1	0,03
Francia	1	-	1	0,03
Las Palmas	-	1	1	0,03
Nicaragua	-	1	1	0,03
Paraguay	1	-	1	0,03
Portugal	-	1	1	0,03
Siria	1	-	1	0,03
U.A. Cataluña	-	1	1	0,03
Madrid (U.CEU San Pablo)	-	1	1	0,03
Total	1512	1584	3096	

Seguidamente, en la *tabla 2* exponemos la relación de provincias de nacimiento de los 2.624 médicos españoles colegiados a finales de 2022. Y, como es de esperar, es Almería la provincia más representada, suponiendo su número casi la mitad de la colegiación almeriense y presentando el sexo femenino mayor número que el masculino. Le sigue en segundo lugar la provincia de Granada, estando a continuación Jaén y en cuarto lugar Málaga. Podemos apreciar que están representadas todas las provincias españolas excepto Cantabria.

Tabla 2: Provincia de nacimiento de los médicos españoles colegiados en Almería a 31-12-2022.

Provincia nacimiento	Hombre	Mujer	Total	Porcentaje
Almería	582	639	1221	46,55
Granada	232	256	488	18,60
Jaén	77	74	151	5,76
Málaga	52	65	117	4,46
Madrid	35	47	82	3,13
Córdoba	31	31	62	2,36
Murcia	26	28	54	2,06
Sevilla	28	26	54	2,06
Barcelona	21	29	50	1,91
Cádiz	19	16	35	1,33
Melilla	13	16	29	1,11
Alicante	9	18	27	1,03
Valencia	12	11	23	0,88
Badajoz	5	9	14	0,53
Ciudad Real	5	9	14	0,53
Salamanca	8	6	14	0,53
Vizcaya	5	8	13	0,50
Albacete	5	7	12	0,46
Huelva	7	5	12	0,46
Ceuta	7	3	10	0,38
León	3	7	10	0,38
Zamora	2	8	10	0,38
Asturias	5	3	8	0,30
Gerona	3	5	8	0,30
Valladolid	7	1	8	0,30
Zaragoza	1	7	8	0,30
Burgos	2	5	7	0,27
Ávila	3	3	6	0,23
Cáceres	2	4	6	0,23
Sta. Cruz Tenerife	3	3	6	0,23
Guipúzcoa	-	6	6	0,23
Coruña (La)	4	1	5	0,19
Las Palmas	3	2	5	0,19

Provincia nacimiento	Hombre	Mujer	Total	Porcentaje
Álava	4	-	4	0,15
Baleares	-	4	4	0,15
Castellón	1	3	4	0,15
La Rioja	1	3	4	0,15
Navarra	3	1	4	0,15
Pontevedra	2	2	4	0,15
Lugo	-	4	4	0,15
Lleida	2	1	3	0,11
Tarragona	2	1	3	0,11
Toledo	-	3	3	0,11
Guadalajara	1	1	2	0,08
Orense	1	1	2	0,08
Palencia	1	1	2	0,08
Cuenca	-	1	1	0,04
Teruel	-	1	1	0,04
Soria	-	1	1	0,04
Segovia	-	1	1	0,04
Huesca	-	1	1	0,04
Total	1235	1388	2623	

Fuente: Colegio de Médicos de Almería.

Por otro lado, el porcentaje del personal médico nacido en el extranjero también ha tenido un crecimiento constante, y más en los últimos años cuando se ha puesto en evidencia la necesidad de médicos. Así, si en el año 2000 este no alcanzaba el 4% (3,93%), en 2011 era del 8,81 % (109 del sexo masculino —9,31%— y 73 del femenino -8,15%) y en 2022 este porcentaje ha alcanzado el 15% (15,24%), siendo 278 del sexo masculino (18,39%) y 194 del femenino (12,25%). Si en el año 2000 el país de nacimiento más frecuente era Marruecos, y en 2011 lo era Argentina, seguido de Colombia y —en tercer lugar— Marruecos. En el año 2022 aparece en primer lugar Venezuela, seguido de Argentina y Colombia, como se puede observar en la *tabla 3*.

Tabla 3: País de nacimiento de los médicos extranjeros colegiados en Almería a 31-12-2022.

País nacimiento	Hombre	Mujer	Total	Porcentaje
Venezuela	31	42	73	15,43
Argentina	44	26	70	14,80
Colombia	31	17	48	10,15
Cuba	12	14	26	5,50
República Dominicana	10	13	23	4,86
Marruecos	11	8	19	4,02
Perú	10	7	17	3,59
Argelia	15	1	16	3,38
Bolivia	9	7	16	3,38
Haití	13	3	16	3,38
Apátridas (Rep. Saharahui)	13	-	13	2,75
Ecuador	6	4	10	2,11
Méjico	6	4	10	2,11
Alemania	5	3	8	1,69
Brasil	5	3	8	1,69
Rumanía	3	5	8	1,69
Ucrania	3	5	8	1,69
Italia	3	4	7	1,48
Francia	4	2	6	1,27
Honduras	4	2	6	1,27
Chile	5	1	6	1,27
Rusia	-	5	5	1,06
El Salvador	1	3	4	0,85
Líbano	4	-	4	0,85
Mauritania	4	-	4	0,85
Panamá	1	3	4	0,85
Siria	4	-	4	0,85
Uruguay	4	-	4	0,85
Jordania	3	-	3	0,63
Pakistán	3	-	3	0,63
Australia	-	2	2	0,42

País nacimiento	Hombre	Mujer	Total	Porcentaje
Guinea	1	1	2	0,42
Paraguay	2	-	2	0,42
República Moldavia	1	1	2	0,42
Uzbekistán	1	1	2	0,42
Yemen	1	1	2	0,42
Angola	-	1	1	0,21
Checoslovaquia	1	-	1	0,21
China nacionalista	1	-	1	0,21
Eslovenia	-	1	1	0,21
Estados Unidos	-	1	1	0,21
Etiopía	1	-	1	0,21
Holanda	1	-	1	0,21
India	-	1	1	0,21
Lituania	-	1	1	0,21
Nicaragua	-	1	1	0,21
Palestina	1	-	1	0,21
Portugal	-	1	1	0,21
Total	278	195	473	

Fuente: Colegio de Médicos de Almería.

Las especialidades de los colegiados de Almería en la actualidad las podemos observar en la *tabla 4* donde recordamos que algunos tienen registradas más de una. En ella encontramos que la más frecuente es Medicina General, siendo mayor el número de mujeres que de hombres quienes la ejercen. Le sigue en segundo lugar Medicina Familiar y Comunitaria, siendo también en esta mayor el número de mujeres que de hombres. En tercer lugar está Pediatría y en cuarto Obstetricia y Ginecología, ambas también con presencia mayoritariamente femenina. En la colegiación extranjera Medicina General es la especialidad más frecuente, siendo ejercida por el 42,80% de esta.

Tabla 4: Especialidad por sexo de los colegiados en Almería a 31-12-2022.

Especialidad	Hombre	Mujer	Total	Porcentaje
Alergología	3	6	9	0,27
Análisis clínicos	3	11	14	0,43
Anatomía patológica	9	14	23	0,70
Anestesia y reanimación	47	36	83	2,53
Angiología y cirugía vascular	6	5	11	0,33
Aparato digestivo	22	25	47	1,43
Bioquímica clínica	1	2	3	0,09
Cardiología	30	12	42	1,28
Cirugía cardiovascular	2		2	0,06
Cirugía geneal y del aparato digestivo	59	16	75	2,28
Cirugía oral y maxilofacial	6	5	11	0,33
Cirugía pediátrica	5	4	9	0,27
Cirugía plástica, estética y reparadora	6	1	7	0,21
Dermatología médico-quirúrgica y venereología	13	19	32	0,97
Endocrinología-nutrición	6	8	14	0,43
Estomatología	29	6	35	1,07
Farmacología clínica	1	2	3	0,09
Geriatría	6	6	12	0,37
Hematología y hemoterapia	11	13	24	0,73
Hidrología médica	1	1	2	0,06
Inmunología	2		2	0,06
Medicina Educación Física	5	1	6	0,18
Medicina familiar y comunitaria	316	415	731	22,26
Medicina general	480	528	1008	30,69
Medicina intensiva	19	17	36	1,10

Especialidad	Hombre	Mujer	Total	Porcentaje
Medicina interna	44	58	102	3,11
Medicina legal y forense	5	7	12	0,37
Medicina nuclear	2	3	5	0,15
Medicina preventiva y de salud pública	7	9	16	0,49
Medicina del trabajo	38	32	70	2,13
Microbiología y parasitología	3	4	7	0,21
Nefrología	7	14	21	0,64
Neumología	12	13	25	0,76
Neurocirugía	9	4	13	0,40
Neurofisiología clínica	4	4	8	0,24
Neurología	14	11	25	0,76
Obstetricia y ginecología	46	61	107	3,26
Oftalmología	41	14	55	1,67
Oncología médica	3	8	11	0,33
Otorrinolaringología	28	5	33	1,00
Pediatría y sus áreas específicas	64	109	173	5,27
Psiquiatría	35	38	73	2,22
Radiodiagnóstico	31	21	52	1,58
Oncología radioterápica	4	6	10	0,30
Medicina física y rehabilitación	11	21	32	0,97
Reumatología	8	5	13	0,40
Cirugía ortopédica y traumatología	55	18	73	2,22
Urología	24	3	27	0,82
Total	1583	1621	3204	

Fuente: Colegio de Médicos de Almería.

En cuanto al tipo de actividad profesional de los colegiados, según la *tabla 5,* que recoge las vocalías, teniendo en cuenta que algunos se encuentran adscritos a más de una, la de *médicos de hospitales*, con 809 personas —más médicas que médicos— es la más numerosa. Le sigue la de *ejercicio libre*, con 792 personas[92], predominando en esta más el sexo masculino. En tercer lugar están los *médicos jubilados*, con 436 personas, siendo en esta muy mayoritario el sexo masculino frente al femenino. En cuarto lugar está la vocalía que representa a los *médicos que trabajan en la administración pública*, a la que se dedican 171 médicos y 208 médicas. Los *postgraduados y/o en formación* representan el 8, 63%.

Tabla 5: Vocalías de los médicos colegiados en Almería a 31-12-2022.

Vocalía	Hombre	Mujer	Total	Porcentaje
Administración pública	171	208	379	10,52
Atención Primaria	290	400	690	19,15
Ejercicio libre	482	310	792	21,98
Jubilados	321	115	436	12,10
Médicos hospitales	378	431	809	22,45
Médicos titulares	31	4	35	0,97
Médicos tutores y docentes	54	67	121	3,36
Postgraduados y/o en formación	108	207	315	8,74
Promoción empleo discontinuo	13	13	26	0,72
Total	1848	1755	3603	

Fuente: Colegio de Médicos de Almería.

75 El primero del que tenemos constancia es de agosto de 1902, que es el número 10. Los nueve primeros, que seguramente comenzarían en noviembre de 1901 y debieron hacerlo conjuntamente con el Colegio de Farmacéuticos, como ocurriera también entre 1927 y 1928, donde hasta agosto de este año editaron 20 números conjuntamente ambos colegios.

76 Se le añadía en la portada «Edición Almería». De tirada bimensual, en total se editaron 102 números (Último en febrero de 2014).

77 García Viúdez, JA (Coord.). *Protocolos de actuación en Asistencia Primaria*. Almería. Colegio de Médicos de Almería, 1991.

78 Ya van cuatro ediciones del *Certamen de Casos Clínicos de Médicos Residentes del Comalmería*.

79 Jiménez Salas, J. *La gripe de 1918 en la provincia de Almería*. Almería. Círculo Rojo, 2018.

80 Ejerció en el Servicio de Higiene Infantil N.º 2 de Almería. Se dio de baja en mayo de 1939. En *Mujeres pioneras en la medicina española*. Organización Médica Colegial. Madrid, 2022.

81 Una biografía suya se expone en Martín Sevilla, A, Angulo Rodríguez, M. y Garrido Cárdenas, JA. *Historia de la ciencia almeriense con nombre de mujer*. IEA. Almería, 2023. Conoció a Ramón y Cajal y a Gregorio Marañón. Tras la guerra civil se exilió en Chile y Venezuela. Se dedicó a la psiquiatría infantil.

82 Natural de Abrucena, acabó medicina en 1940, se especializó en oftalmología antes de colegiarse en Almería.

83 *Diario de Almería*, 20-09-2020 y 27-09-2020. Artículos escritos por Antonio Sevillano titulados «Familia Gómez Spencer (1). Una terna por descubrir» y «Familia Gómez Spencer (2). Licenciada en Medicina», respectivamente. *La Independencia*, 27-07-1930. Se encontraba en la mesa de honor en un homenaje dado al Dr. Martínez Limones.

84 Marín Martínez, P. *El Colegio de Médicos de Almería en su centenario (1901-2000)*. Colegio de Médicos de Almería. Almería, 2000.

85 Marín Martínez, P. (Compilador). *Memoria del Centenario del Colegio de Médicos de Almería*. Colegio de Médicos de Almería. Almería, 2002. Los médicos que participaron en las distintas actividades fueron: Francisco Ortega Viñolo, Esteban Rodríguez Ocaña, Teresa Ortiz Gómez, Porfirio Marín Martínez, Antonio Campos Muñoz, Concepción Barceló Molina, Carmen Bretones Alcaraz, Juan Verdejo Vivas, Ricardo Belda Poujoulet, Benjamín Narbona Calvo, Rafael Rosado Cobián, Enrique Durán Martínez, José María Artero Núñez, José Antonio García Viúdez, Carmelo del Hoyo Lozano, José Tara Arriola, Jesús Vergara Martín, Miguel Giménez Contreras, Alejandro Bonetti Munnigh, Luis Felipe Díez García, Federico Orozco Rodríguez, Arsacio Peña Yáñez, José María Peinado Herreros y Enrique Villanueva Cañadas.

86 Marín Martínez, P y García Ramos, JA *et al. Médicos almerienses. Colegio de Médicos de Almería. 110 años de ciencia y compromiso*. Almería. Ilustre Colegio de Médicos de Almería y La Voz de Almería. 2011. Los médicos que participaron con sus textos, aparte de los referidos autores, fueron: Francisco José Martínez Amo, María del Carmen Maroto, Gonzalo Piédrola, Indalecio Sánchez-Montesinos García, José Antonio Lorente Acosta, Blas Carrillo López, Francisco Pérez Company, Francisco Ortega Viñolo, José Abad García, Concepción Barceló Molina, Jose Caba Lucena, Luis Castillo Mesa, Raimundo Castro Mayor, Fernando Enrique Goberna, Luis Gómez Angulo, Esther Gómez Blázquez, Fernando Jiménez García, Miguel Lorente Carrillo, Ángel Maresca García-Estéller, Manuel Rodríguez Martínez, Juan Megino López, Diego Morata Artés, Federico Orozco Rodríguez, Carlos Palanca Vidal, Pilar Verdejo Alonso, José Antonio de Velasco Muñoz y García Villegas Maldonado. Además, el texto de Eusebio Álvaro Iglesias, que por motivos técnicos no entró en el libro, fue publicado en *La Voz de Almería* (16-12-2011). Por último, las personas ajenas a la profesión que aportaron sus textos fueron Pedro M. de la Cruz, Luis Rogelio Rodríguez Comendador, María Carmen Amate Martínez, Antonio Jesús García, José Domingo Lentisco, Miguel

Naveros, Nieves Molina Sánchez, Marco Rubio de Bustos y José Antonio Martínez Soler.

87 Un amplio estudio al respecto a nivel nacional, donde se encuentra entre otros autores el cirujano almeriense Gabriel López Ordoño, vocal nacional de Hospitales del CGCOM, se puede consultar en la obra *Estudios sobre demografía médica. 2018.* Madrid. Organización Médica Colegial de España, 2018.

88 Marín Martínez, P. (2001). *Op. Cit.* Resulta que Leopoldo Valverde Cazorla no aparece como presidente del Colegio en el capítulo X, que hace referencia a las biografías de los presidentes del Colegio porque falleció al mes y medio de ocupar el cargo y durante ese tiempo no tuvo oportunidad a realizar ninguna actuación como tal. Era el cuarto colegiado que disponía de la fecha de expedición del título más antigua, el 19 de junio de 1869. Se colegió el 1 de junio de 1901 con el número 74. Tras varias gestiones, no hemos logrado ninguna fotografía suya mientras que del resto sí que aparecen en el libro mencionado excepto el último, lógicamente.

89 El pasado 19 de octubre de 2023 la Diputación Provincial de Almería le concedió el escudo de oro de la provincia «*por su trabajo y compromiso con la salud y bienestar de todos los almerienses*». *La Voz de Almería*, 12-09-2023, p 21, y 20-10-2023, p 14.

90 Durante un tiempo ocupó el cargo de tesorera por cese de Miguel Montero Jara. Y es en la historia colegial la segunda mujer que ocupa un puesto de mayor responsabilidad en una junta directiva, ya que con anterioridad lo hizo Gracia Villegas Maldonado como vicepresidenta (1985-1993). Otros vicepresidentes con anterioridad han sido Miguel Vigar Jiménez (1922-1925), Miguel Solves Aguilar (1926-1927), Rafael Aráez Pacheco (1928-1931), José Godoy Ramírez (1931-1935), Antonio Llebrés Tena (1938), Baldomero Gómez Casas (1939) y José Martínez Zamora (1964-1969), padre del actual presidente. En la ilustración 10.12 a la izquierda del presidente, Francisco José Martínez Amo -que está en el centro-, se encuentran Antonio Romero Monedero, Sara María López Saro, Eduardo Amat Fernández y Francisca Isabel García Maldonado. A su derecha están Rosa Iribarne Capel, Gabriel José López Ordoño, Cristina Campos Rosas y Juan José

Abad Vivas-Pérez. Sentados de izquierda a derecha se encuentran José Antonio García Viúdez, Francisco José Vázquez Salmerón y Miguel Montero Jara.

Post Data: Tras el último proceso electoral, una nueva Junta Directiva fue proclamada el 10 de marzo de 2025, donde continúan los cargos de presidente, vicepresidente, secretario y vocal de médicos de hospitales, cambia a la vocalía de médicos de Atención Primaria quien ocupaba la de médicos de Administración Pública y entran siete nuevos miembros, seis de ellos mujeres. Así, han sido proclamados para el cargo de Tesorero Miguel Jaime Benítez Hita, para la vicesecretaría Patricia Martínez Sánchez, para la vocalía de médicos de Administraciones Públicas no sanitarias Carmen Sevilla Sánchez, para la de médicos posgraduados y/o en formación María Sánchez Ortega, para la de médicos de ejercicio libre Francisco José Vázquez Gutiérrez, para la de médicos en promoción de empleo y/o trabajo discontinuo Silvia Aguirre Martínez y para la de médicos jubilados Emilia López Lirola. Es, así, la primera Junta Directiva de la historia colegial con paridad de género.

91 Con anterioridad se hicieron dos análisis sobre la demografía sanitaria de la provincia. El primero en el año 2000, con datos de 21 de septiembre, expuesto en el libro *El Colegio de Médicos de Almería en su centenario (Op. Cit)*, pp 251-268; el siguiente se realizó en el año 2011, con datos de 20 de noviembre, publicado en *Médicos almerienses. 110 años de ciencia y compromiso (Op. Cit.)*, pp 50-80. El actual se ha hecho con datos a 31 de diciembre de 2022.

92 Realmente, según el «tipo de ejercicio», los que se dedican al ejercicio privado exclusivo son 394 colegiados nacionales y 76 extranjeros (De estos, 47 hombres, de los que 41 son de Argentina, y 29 mujeres, de los que 10 son de Méjico y 4 de cada uno de estos países, Marruecos, Mauritania y Panamá). A esas cifras habría que añadir los que tienen un ejercicio mixto, que son 275 nacionales y 50 extranjeros (En los hombres, 13 son apátridas, 10 de Argelia y 9 de Alemania; en las mujeres hay 15 marroquíes). Suman en total 795 médicos, 390 hombres y 405 mujeres. El ejercicio público es el mayoritario, con 1.894 personas, siendo 1.603 nacionales y 291 extranjeros.

11

LAS VISITAS DE MÉDICOS ILUSTRES A ALMERÍA, RAMÓN Y CAJAL (1908) Y GREGORIO MARAÑÓN (1928)

Almería, una provincia tan olvidada y ubicada en la periferia de la geografía nacional, tuvo la suerte de contar con la presencia de dos grandes figuras médicas, **Santiago Ramón y Cajal** (Petilla de Aragón, 1852; Madrid, 1934) ya siendo Nobel, y **Gregorio Marañón y Posadillo** (Madrid, 1867; Madrid, 1960).

Ramón y Cajal estuvo en Almería escasamente 20 horas entre el 22 y 23 de abril de 1908, pero su estancia fue muy recordada al manifestar que *el clima de Almería era muy superior al de aquella ciudad* (se refería a la de Alicante, de donde había llegado a Almería)*, constituyendo un magnífico sanatorio de invierno, que Almería le había parecido una población encantadora y original y que la manera de ser de sus habitantes le había prevenido de un modo muy favorable...*[93].

Una semana después de su despedida de Almería tres periódicos locales reproducían la carta que enviaba **Cajal** a su amigo **Sixto Espinosa** expresándole que «*de su clima y sus habitantes se llevaba una impresión sumamente agradable y halagüeña y que se proponía reiterar sus visitas para conocer y apreciar a fondo un país que tenía todas sus simpatías*»[94]. A la postre **Ramón y Cajal** no volvió a Almería a pesar de que ese fue su deseo en los meses siguientes.

Este propósito de convertir a Almería en una estación invernal ya venía de antes. Recordemos que esta idea fue expuesta por el médico almeriense

Vicente Juan y Blanes (*Véase cap. 9*) en un congreso internacional en Madrid en 1898, al que Cajal asistió. Pudo ser ahí donde Cajal se interesara por conocer Almería[95].

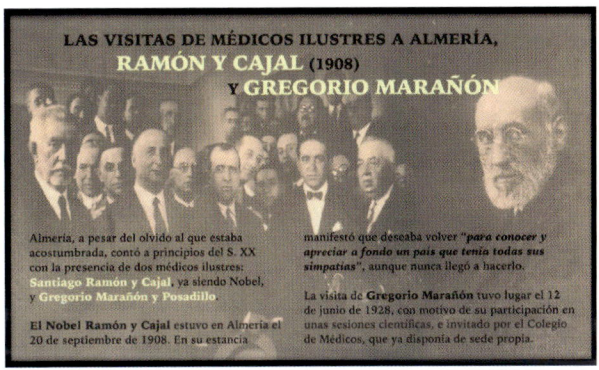

11.1. Panel Nº 11 de la exposición que se realizó en la Universidad de Almería durante el mes de marzo de 2023 sobre la Historia de la medicina almeriense.

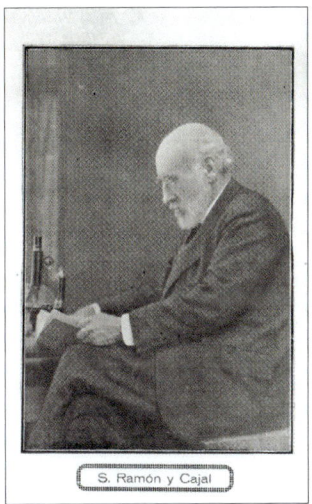

11.2. Recorte de prensa de La Independencia, de 3 de abril de 1908, donde se reproduce la carta que envió Cajal a Sixto Espinosa..

11.3. Imagen de Ramón y Cajal publicada en el BCMA, 10, octubre, 1934.

En los años veinte fue recordado su nombre en varias ocasiones reivindicando un homenaje a Cajal[96]. En 1924 este homenaje por los médicos españoles se le dio en un congreso nacional de medicina acontecido en Sevilla, al que tuvieron ocasión de asistir varios de ellos en representación del Colegio almeriense[97].

En 1931, con la II República, fue cuando se prodigó su figura en la prensa local al retomar el tema de su homenaje —tras años reivindicándolo— buscando en la ciudad una calle o plaza que lo recordara. Finalmente, se decidió que la Puerta de Purchena llevara su nombre, lo que fue así durante varios años. Era el centro neurálgico de la ciudad entonces y se encontraba junto a la de **Nicolás Salmerón** —hoy de **Manuel Pérez García**, uno de los discípulos predilectos de este—. Lo mismo ocurrió en muchos pueblos de la provincia, donde se dedicaron calles en recuerdo a su figura[98].

Pocos meses antes de su muerte hubo varios artículos en la prensa local que retomaban la idea de promover la instalación de un sanatorio en Almería, aludiendo de nuevo a sus palabras. En uno de ellos, titulado «*Como Almería, nada*», se decía: «*...ya en cien mil veces el ilustre sabio histólogo D. Ramón y Cajal dijo que no recordaba población tan hermosa como Almería, ni que la salud encontrase un remanso tan dulce como en nuestro suelo*»[99]. A la benevolencia del clima se añadía el beneficio para la salud que suponía el consumo de las uvas que se cultivaban en sus parrales.

Su fallecimiento en Madrid, que aconteció el 18 de octubre de 1934, fue recogido por la prensa local en los días siguientes sin gran relevancia[100]. Días después del mismo se anunció la emisión de un sello de correos con su imagen, cuya noticia también fue recogida por la prensa local[101]. Además, tras el acontecimiento su vida y su aportación a la ciencia española fueron recordados por el Colegio de Médicos de Almería[102].

Posteriormente, en 1952, volverá a evocarse su figura en el *Boletín del Instituto Provincial de Sanidad*, haciendo un recorrido de su vida y su obra el psiquiatra **José Arigo Jiménez**, texto que utilizó para su conferencia en la Biblioteca «Francisco Villaespesa», en el aniversario de su nacimiento[103].

El gran legado que dejó la visita de **Cajal** a Almería —aunque tan corta— fue la gran ilusión que generaron sus palabras —aún basadas en una impresión tan efímera de una estancia de unas horas— en relación a la benevolencia del clima de Almería, lo que apoyaba el deseo tan demandado ya desde años atrás de que la ciudad de Almería fuera candidata a convertirse en una gran estación invernal. Esta idea fue referida durante muchos años tras su visita, tanto con anterioridad a la contienda civil como tras esta, en prensa, anuarios, guías turísticas y documentos varios a fin de solicitar las inversiones necesarias en infraestructura turística para que Almería pudiera tener un futuro más próspero[104].

Una de las iniciativas en este sentido fue el conseguir que la Dirección General de Correos autorizara en 1928 la impresión de un matasellos en el que se indicaba «*Almería, encantadora estación invernal*»[105].

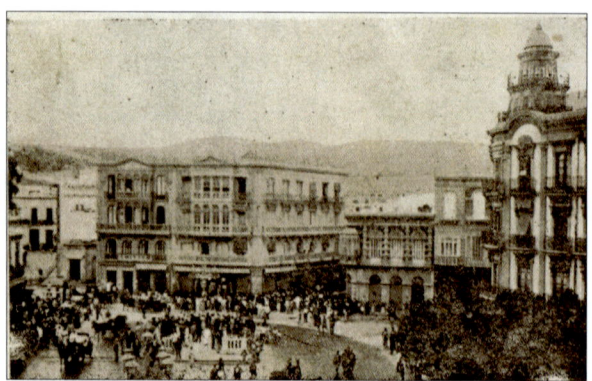

11.4.
Única fotografía que hemos localizado donde se indica que es la plaza Ramón y Cajal, reproducida en el Anuario de la Prensa Almeriense. Fiestas Agosto. 1933, p 36.

Y, como decíamos en la conclusión del artículo publicado en *Sala de Togas*[106] —que vino a recordarnos últimamente esta visita—, *el futuro prometedor para Almería llegó basado en las virtudes de su clima, pero no tanto por disponer de unas instalaciones hoteleras abiertas durante todas las estaciones del año —que también— como por la implantación de los cultivos bajo invernadero, que han convertido a Almería en la huerta de Europa*[107].

A Ramón y Cajal se le recuerda en el Colegio de Médicos muy frecuentemente al llevar su nombre el salón de actos. Aparte, en 2002 recibió el premio nacional de investigación «Santiago Ramón y Cajal» un almeriense, **Ginés Morata Pérez**[108]. En 2023 se le homenajeó en el Hospital Torrecárdenas con las jornadas tituladas *«Cajal y su legado Universal»*[109].

Recientemente, en los meses de mazo y de abril de 2024 ha sido recordado **Ramón y Cajal** como pocas veces anteriormente ha ocurrido, ya que en algo más de un mes coincidió la noticia en prensa de dos premios que llevan su nombre concedidos a sendos investigadores de la UAL y la celebración de tres conferencias en torno a su figura[110], Podemos decir que Cajal ha sido y continua siendo hoy día un verdadero *«influencer»*[111] y ha sido elegido por votación en un debate de una cadena pública *«el mejor español de la historia»*[112].

Centrémonos ahora en la otra visita que nos ocupa en este capítulo, la de nuestro ilustre humanista **Gregorio Marañón**.

A finales de los años veinte del siglo pasado Almería disfrutaba, coincidiendo con la Dictadura de Primo de Rivera, de un resurgir económico movido por la exportación de la uva. El Colegio de Médicos, al frente del cual se encontraba **Juan Antonio Martínez Limones**, tenía en aquel momento

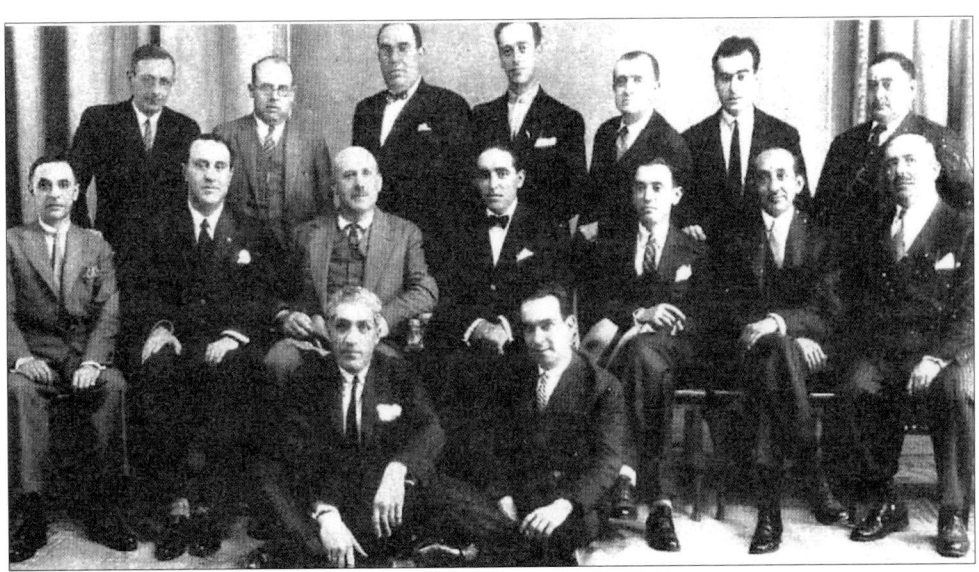

11.5.
Gregorio Marañón y sus compañeros de viaje Zuloaga -a su izquierda- y Pérez de Ayala -a su derecha con varios miembros de la la Junta Directiva del Colegio de Médicos de Almería y otros médicos el 28 de junio de 1928, antes de su conferencia en la sede del Colegio. Más a su izquierda encontramos a Juan Antonio Martínez Limones y a Arsenio Lacal Fuentes. Más a su derecha creemos que están Rafael Aráez Pacheco y Guillermo Verdejo Acuña. Delante de él se encuentra Antonio Villaespesa Quintana. Detrás de él sólo podemos identificar a Juan Compani Jiménez -tercero por la derecha-. La Voz de Almería, 15-07-2018, p 22.

un gran dinamismo y disponía desde 1926 de una sede colegial propia y digna. Fue entonces cuando se decidió invitar a médicos de renombre para que dieran conferencias sobre temas sanitarios de actualidad. Al igual que **Gregorio Marañón**, que realizó la visita el 12 de junio de 1928, pasaron por Almería **Carlos Giménez Díaz**[113], que lo hizo el 29 de abril de ese mismo año —quien repetiría visita 19 años después—, **José Alberto Palanca**[114], a la postre director general de sanidad y hermano entonces del gobernador civil de Almería, y **Antonio Cordero Soroa**[115], hermano de quien fuera en la posguerra presidente del Colegio, **José Cordero**.

Marañón llegó acompañado de su esposa, de **Ignacio Zuloaga** y su esposa y de **Ramón Pérez de Ayala**. La visita y el acto tuvieron una repercusión muy importante en la provincia. Al día siguiente toda la prensa local recogía los detalles de la misma[116] y el *Boletín del Colegio* del mes de junio fue dedicado a su figura, insertando en su portada un retrato suyo y recogiendo toda la información en torno a la conferencia y a su visita. Incluso en meses posteriores se incluyeron en el *Boletín* colegial referencias a su labor como maestro de la medicina española[117].

Sabemos que **Gregorio Marañón** estuvo también en el Congreso Nacional de Medicina en 1924 en Sevilla como vicepresidente del mismo, al que como hemos dicho se le homenajeó a Ramón y Cajal. Suponemos que los médicos de Almería que fueron al mismo debieron contactar con él e invitarle a que visitara Almería. Entre estos se encontraba **Juan Compani**, que en aquel entonces era tesorero del Colegio y presentó una comunicación sobre la tuberculosis[118].

Con posterioridad a la visita continuaron apareciendo con frecuencia noticias de **Marañón** en la prensa local, especialmente porque se significó ya al final de la Dictadura primoriverista como un ferviente defensor de la llegada de la República[119]. Curiosamente, en algunos de estos artículos se reto-

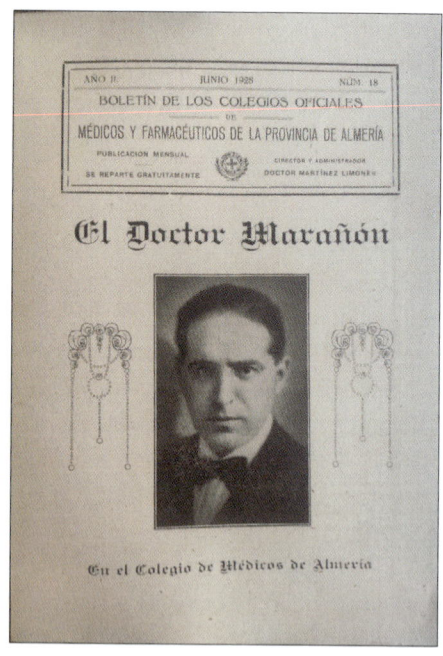

11.6.
Portada del Boletín del Colegio de Médicos de Almería de junio de 1928

ma el tema de la benevolencia del clima de Almería citando la referencia que **Marañón** y **Pérez de Ayala** hicieron de él en su visita[120]. También meses antes y durante la II República la prensa local se hacía eco de sus movimientos políticos[121].

Tras la contienda civil no dejaron de aparecer multitud de citas sobre Marañón en los diarios locales[122]. Estas se prodigaron sobre todo a partir de 1955[123].

También fue recogida la noticia de su muerte durante varios días[124]. Y con posterioridad continuó recordándose su figura[125].

Por otro lado, sabemos que **Marañón** en la posguerra intentó y ayudó, a pesar de tomar parte finalmente por el Régimen, para que algunos médicos republicanos exiliados volvieran a España, como lo hizo con **Juan Compani**, que finalmente regresó en 1949[126].

A diferencia de Ramón y Cajal, **Gregorio Marañón** sí que volvió al menos una vez más a Almería. Lo hizo el 1 de julio de 1955 durante unas horas. Y fue motivado por la visita a su amigo **Francisco Soriano Romera**, que había tenido una caída accidental en la Casa de Socorro mientras trabajaba y que por motivo de la misma falleció días después. Tuvo ocasión esta vez de visitar la Alcazaba, como lo hiciera entonces **Ramón y Cajal**. La prensa recogió la noticia con una fotografía suya[127]. Prometió volver, pero creemos que ya no lo hizo más.

En la actualidad Almería le recuerda con una de las mejores calles abiertas en Almería en los años sesenta que conecta la Carretera de Ronda con la Rambla Obispo Orberá, quedando en medio de ambas la Avenida Federico García Lorca.

En los años noventa del siglo pasado se le recordó en el Colegio de Médicos con una conferencia que sobre él dio **Raimundo Castro Mayor**, quien llegó a conocer cuando estudiaba en Madrid[128]. Y en 2005 vio la luz una tercera edición de su libro *Los Tres Vélez (Una historia de todos los tiempos)*, publicado en Almería por el IEA, el Ayuntamiento de Vélez Rubio y la *Revista Velezana*[129].

Su figura ha sido recordada en 2023 con la concesión al investigador **Miguel Ángel Martínez-González**, catedrático de Medicina Preventiva en la Universidad de Navarra y de raíces almerienses, del *Premio Nacional de Investigación «Gregorio Marañón» de Medicina 2022*, y con la aprobación por parte del Consejo de Gobierno de la Universidad de Almería de la propuesta de nombrarle Dr. *honoris causa*[130].

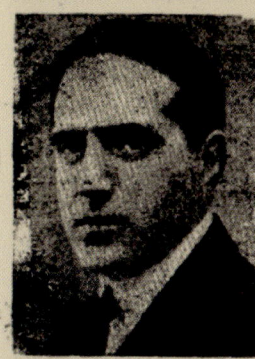

11.7.
Noticia en la prensa local sobre la la visita del Dr. Marañón a Almería en 1955. *Yugo* 02-07-1955.

93 *El Radical*, 24-04-1908. En este número se recoge todo lo concerniente a la vista.

94 Carta publicada en *La Independencia* y *El Radical*, 30-04-1908 y en *La Crónica Meridional*, 01-05-1908.

95 Aparte de en las actas del congreso fue reproducida en el *BCMA* de febrero de 1922, pp 43-49, bajo el título *Almería, estación invernal*.

96 En el *BCMA* de julio de 1921 (16) se recoge que el Colegio de Médicos abrió una suscripción para ofrecerle a Cajal la cantidad recaudada para dedicarla a Laboratorio de Investigaciones Biológicas que lleva su nombre. Aparecen los nombres de Manuel Marín, Miguel Vigar, León Palacios, Miguel Solves, Gabriel Ferret, Juan Compani, Juan Antonio Martínez Limones, Antonio Zamora Fernández y José Díaz Aguilar.

97 Asistieron Pérez Cano, Miguel Solves, García Algarra, Cordero Soroa, Compani Jiménez y Alférez, además de Juan Durich, inspector provincial de higiene entonces. En *BCMA*, 49, julio, 1924, pp 108-109.

98 Concretamente en Alhama de Almería una de las calles más importantes, la más ancha entonces que iba desde la carretera Gádor-Laujar hasta el balneario y la fuente «de los caños», lleva quizás desde esos años treinta su nombre.

99 *La Crónica* Meridional, 16 de mayo de 1934. En ella se indica que había sido tratado el tema en la revista *España* y en *El Heraldo de Almería*.

100 *Heraldo de Almería* de 18 de octubre de 1934 (p 2) y *La Crónica Meridional* del día siguiente (4 renglones en p 6).

101 *Heraldo de Almería* de 1 de noviembre de 1934.

102 Arigo Giménez, J. *Cajal y la vida científica española*. En *BCMA*. 9, octubre, 1934, pp 1-5. En este número aparecía una fotografía de Cajal que reproducimos.

103 *BJPS*. Vol. II,2-3, junio, 1952, pp 41-58. La conferencia fue pronunciada el 5 de ese mismo mes.

104 Aparece en varios documentos, entre otros en el *Anuario de Almería de 1925*, en *Asociación de Prensa. Fiestas de Agosto. 1933* (donde se indica «la mejor estación invernal»), en la *Guía de Almería. 1935-1936*, en la guía *Almería, maravillosa ciudad de invierno* -de 1950 y de 1962- (De Sixto Espinosa, hijo del homónimo que acompañó a Ramón y Cajal en su visita), y ,entre otras, en el *Callejero-Guía de Almería, ciudad iluminada*, 1969.

105 *La Crónica Meridional* de 12 de enero de 1928. También en el *Diario de Almería* de 14 de febrero de 1933 se recoge la aprobación de otro más simple, *«Almería, estación invernal»*. Este hecho ha sido recordado recientemente en *Diario de Almería*, 18-06-2023.

106 Marín Martínez, P. «Ramón y Cajal visitó Almería en 1908». En *Sala de Togas*, 86, diciembre, 2022, pp 108-111. En este articulo se puede encontrar más información sobre su visita. Posteriormente, hubo en prensa local referencias a la misma, *La Voz de Almería*, 18-10-2023 y 27-12-2023, y a su figura, *La Voz de Almería*, 27-12-2023.

107 Esta fortaleza de la agricultura almeriense y su relación con la salud se manifiesta con frecuencia en la prensa. *La Voz de Almería*, 26-10-23. Encontramos titulares como «Almería, capital mundial de la gastronomía verde» (p 6) o «Primaflor y UAL ponen agua y salud como prioridades» (p 23).

108 La prensa se hizo eco de ello. *La Voz de Almería*, 13-09-2002, 13-11-2002, 20-02-2003, 21-02-2005 y 05-10-2005.

109 *La Voz de Almería*, 26-05-2023. Las organizó la Unidad de Investigación Biomédica del mismo. El año anterior organizaron otras actividades en relación al «Año Cajal», conmemorando los 170 años de su nacimiento.

110 *Premio «Ramón y Cajal» al mejor investigador clínico joven de Europa»*, a Borja Martínez Téllez. *Diario de Almería*, 19-03-2024. Y eI *Premio de divulgación científica «Cajal y la Parasitología»*, a José Antonio Garrido Cárdenas. *Diario de Almería*, 16-04-2024. Dos conferencias fueron pronunciadas en el Colegio de Médicos de Almería el 18 de abril bajo el título *«Recordando a D. Santiago Ramón y*

Cajal en el 90 centenario de su muerte». Una por Pedro Serrano Castro y otra por Antonio Campos Muñoz. *La Voz de Almería*, 18-04-2024. La última conferencia fue impartida por el primer autor que suscribe en el Museo de la Guitarra el 23 de abril, coincidiendo ese día con la visita que realizó Cajal a Almería hacía justo 116 años. *Ideal*, 25-04-2024; *Diario de Almería*, 26-04-2024. También la televisión local se hizo eco de este evento (https://www.youtube.com/watch?v=XfYj8C0nEl4).

111 https://saposyprincesas.elmundo.es/revistas/2023/24-marzo-abril/#p=52.

112 https://www.rtve.es/television/20240323/espana-hablado-ramon-cajal-se-corona-como-mejor-historia-con-518-votos/16028999.shtml#:~:.

113 *La Independencia*, 01-05-1928 y *Diario de Almería*, 02-05-1928. Y en *El Practicante Almeriense*, 01-08-1928.

114 *BCMA* (16), abril, 1928. Esta, que se anunciaba para el 27 de mayo sobre fiebre tifoidea en España, se pospuso.

115 *Diario de Almería* y *La Independencia, 29-05-1928. La Crónica Meridional*, 30-05-1928. Ya se anunciaba su visita en *La Independencia*, 26-05-1928.

116 *Diario de Almería, La Crónica Meridional* y *La Independencia,* 13-06-1928. Los dos primeros anunciaron ya el día anterior la visita, insertándose en el primero una foto suya, y en días siguientes también tuvieron nuevas alusiones a su figura. También encontramos referencias en *El Practicante Almeriense*, 01-06-1928 y 01-07-1928.

117 Un amplia referencia a su visita que incluye una fotografía de Marañón junto a los miembros de la Junta Directiva colegial apareció recientemente en un artículo de Manuel León titulado «Almería y el Dr. Marañón» publicado en *La Voz de Almería,* 14-07-2018. En él se indica que llegaron a Almería desde Córdoba.

118 *BCMA*, 50, agosto, 1924. Se reproduce su comunicación presentada, titulada «La tuberculosis en Andalucía»*; BCMA*, 56, febrero, 1925. «Impresiones del Congreso Médico de Sevilla», artículo de José Cordero Soroa.

119 *Diario de Almería*, 13-02-1929. *La Crónica Meridional*, 07-06-1929. *El Mediterráneo*, 03-10-1929 y 05-10-1929.

120 *El Mediterráneo*, 09-01-1930. Este artículo de Antonio Dubois fue recogido del rotativo madrileño *La libertad*, 07-01-1930. También en números anteriores el mismo autor comenta otras cualidades de Almería (21-12-1929 y 31-12-1929). Hay, además, otras referencias en *Diario de Almería*, 22-11-1929, 03-01-1930, 09-11-1930, 30-03-1930 y 22-06-1930.

121 *Heraldo de Almería*, 20-01-1931, donde se señala que se presentaba por Huesca; *La Independencia*, 08-11-1932, donde creaba un nuevo partido político junto a Ortega y Gasset y Pérez de Ayala, tras disolver la «Agrupación al Servicio de la República»; *Diario de Almería*, 17-11-1932; *La Crónica Meridional* y *La Independencia*, 21-01-1933, donde se recoge su nombramiento como académico de la Lengua Española; *Diario de Almería*, 03-05-1933; *La Crónica Meridional*, 14-04-1934, en la que se hace eco de la concesión por parte del Gobierno de la República de la *Banda de la Orden de la República*, concedida también a su vez a Santiago Ramón y Cajal y a otros dos médicos más; *Heraldo de Almería*, 10-06-1934, aparece un artículo sobre su figura escrito por Teófilo Ortega; *Diario de Almería*, 11-12-1923, en el que se dice que *Gregorio Marañón apoya el Gobierno para que el Parlamento no sea tan ineficaz*; y en *El Practicante Almeriense*, 01-05-1936, donde aparece su retrato.

122 *Yugo*, 07-08,1941, 12-05-1946, 30-05-1948, 02,12.1952, 25-11-1953, 01-12-1953, 15-06-1954 (En esta ocasión se hace referencia a su recepción como miembro de honor de la Real Academia de Medicina de Granada, imponiéndole la medalla el médico almeriense Miguel Guirao Gea, entonces presidente de la misma.

123 *Yugo*, 21-01-1955, 19-10-1955, 05-11-1955, 21-02-1956, 02-03-1956, 16-01-1957, 17-02-1957, 18-02, 1957 (Se informa que fue a EEUU, acompañado por el embajador de España, para recibir un donativo a Cruz Roja Española de los amigos de España en EEUU), 09-06-1957, 13-11-1957, 12-02-1957 y 22-11-1958.

124   *Yugo*, 29-03-1960 (Se daba la noticia que había fallecido en Madrid el domingo, 27-03-1960), 08-04-1960, 09-04-1960 y 17-04-1960.

125   *Yugo*, 12-02-1961 (Con motivo de la edición de una obra póstuma suya sobre los Fajardo escribió José Ángel Tapia Garrido), 09-07-1961 (Se informa que llegó a la Biblioteca Villaespesa de Almería su obra *Los Tres Vélez*. Y, por último, con fecha 08-02-1962, donde se reproduce una entrevista a su hijo, Gregorio Marañón Moya, entonces director del Instituto de Cultura Hispánica.

126   Marín Martínez, P. «Juan Compani, médico y republicano: el compromiso de una vida». En *El Eco de Alhama*, 14, diciembre, 2002, pp 4-15. En él se inserta la carta manuscrita que en 1948 le envió Marañón a Compani (p 13).

127   *Yugo*, 02-07-1955.

128   *La Voz de Almería*, 03-01-2015. En una entrevista que se le hace lo refiere. Se le menciona como padre de la traumatología almeriense, donde se indica que Almería fue pionera en la implantación de prótesis de cadera.

129   *La Voz de Almería*, 29-07-2005, p 29. Informa de su presentación al día siguiente. Aparecen a color el castillo de Vélez-Blanco, donde se presentó, el libro y un retrato de Marañón.

130   *Diario de* Almería, 02-03-2023. El titular era este: «*Un investigador de Almería, Premio Nacional de Medicina*». Aunque nacido en Málaga, es hijo de un médico almeriense, Manuel Martínez González; *La Voz de Almería*, 26-03-2024.

12

LOS RECURSOS SANITARIOS DESDE LA POSGUERRA HASTA LA ACTUALIDAD

La provincia de Almería históricamente ha presentado un déficit de recursos sanitarios y ha sido en el número de camas donde ha resultado ser más desfavorecida[131].

En los años cuarenta Almería contaba con dos centros hospitalarios públicos, el **Hospital Provincial** y el **Manicomio**[132]. A finales de esa década se inauguraba la **Policlínica «18 de Julio»**.

No fue hasta 1953 cuando Almería pudo tener un nuevo centro sanitario de importancia, la **Residencia Sanitaria «Virgen del Mar»** o **«Bola Azul»** *(Véase imagen izquierda del panel del capítulo).*

En las décadas de los sesenta y setenta no hubo grandes mejoras hospitalarias, excepto la sustitución del Manicomio por el nuevo **Hospital Psiquiátrico**, que funcionó entre 1975 y 1992.

Fue en octubre de 1983 cuando se inauguraba el **Hospital Torrecárdenas**, que absorbió la asistencia hospitalaria de la «Bola Azul». En los años ochenta inició su andadura la autonomía andaluza, lo que derivó en la creación del *Sistema Sanitario Público de Andalucía* (SSPA).

En los últimos años del siglo XX se pusieron en marcha dos nuevos hospitales comarcales, el **de Poniente**, en El Ejido en 1997, y el **de Huércal-Overa** en 1999. A estos se añadieron dos centros privados, el **Hospital Virgen el Mar** y la **Clínica Mediterráneo**, inaugurados en 1993. Ambos han tenido en los últimos años varias ampliaciones.

En 2005 se abrió el **Hospital de Alta Resolución «El Toyo»**[133]. En 2011 se inauguraba el **Centro de Alta Resolución «Nicolás Salmerón**, integrando entonces lo poco de asistencial que quedaba en el Hospital Provincial, y más tarde se inauguraba el de **«Bola Azul»**, ambos gestionados por el Hospi-

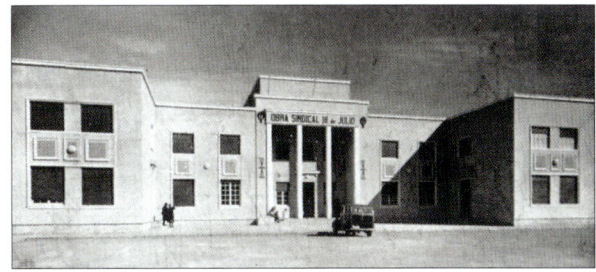

12.2. Policlínica «18 de Julio». En Veinte años de Paz en el Movimiento Nacional. Provincia de Almería.1939-1959.

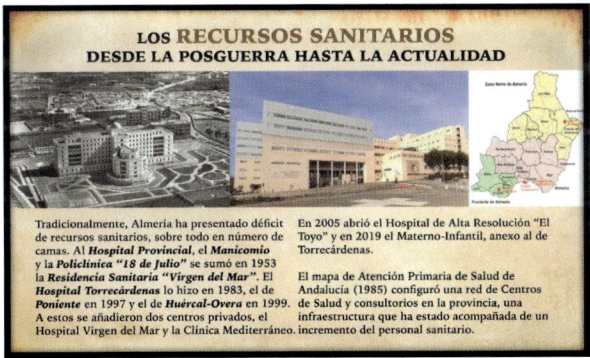

12.1. Panel Nº 12 de la exposición que se realizó en la Universidad de Almería durante el mes de marzo de 2023 sobre la Historia de la medicina almeriense

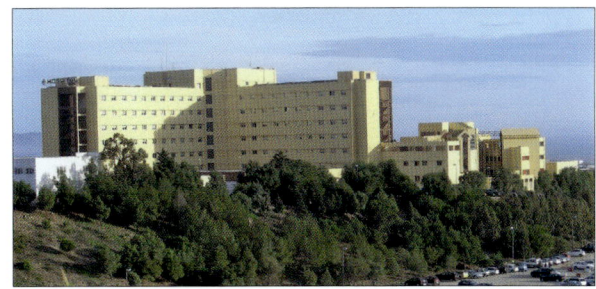

12.3. Hospital Torrecárdenas en los años noventa, donde se aprecia a la derecha la Unidad de Agudos de Salud Mental anexa.

tal Torrecádenas. Y en 2019 se estrenaba el **Hospital Materno-Infantil**, denominado en la actualidad «**Princesa Leonor**», anexo al Hospital Torrecárdenas *(véase imagen central del panel del capítulo)*[134].

Actualmente está en proceso de construcción un nuevo hospital público en la localidad de Roquetas

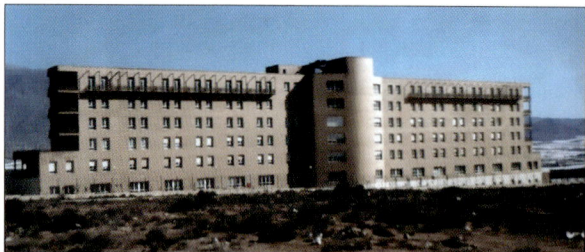

12.4. Hospital de Poniente, en El Ejido.

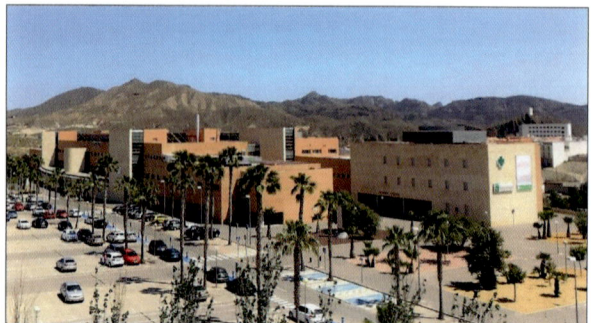

12.5. Hospital «La Inmaculada», en Huércal-Overa.

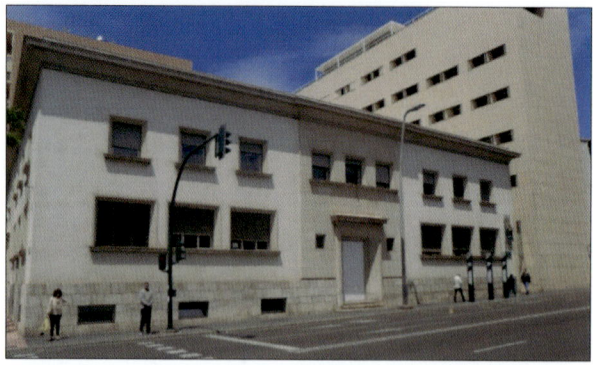

12.6. Sede actual de la Delegación Territorial de Salud y Consumo. En primer plano se encuentra el edificio que fue Instituto Provincial de Higiene. Gentileza de Juan Jesús García Fernández.

de Mar, donde también se está gestionando la construcción de un hospital privado.

Por otro lado, por parte de la Sanidad Nacional se puso en marcha en 1951 el **Instituto Provincial de Higiene**, ubicado en la Carretera de Ronda, se construyó una treintena de centros primarios de higiene o «casas de médico» en el entorno rural y se crearon dos centros secundarios de higiene, uno en Berja en 1952 y otro en Huércal-Overa en 1958.

Durante la transición democrática se crearon varios centros de urgencias y algunos centros denominados «subcomarcales», precursores de los centros de salud. El mapa de Atención Primaria de Salud de Andalucía, elaborado en 1984 tras disponer la Junta de Andalucía de las competencias sanitarias, configuró una extensa red de centros de salud y consultorios, definiéndose a la postre tres Áreas Sanitarias en la provincia, Almería, Poniente y Norte.

Han sido varias las publicaciones generadas en los últimos años por los distintos centros sanitarios. A modo de muestra, nos referiremos a tres de estas, periódicas, que estuvieron presentes en la exposición de la UAL. La que publicó la Jefatura Provincial de Sanidad entre 1951 y 1952 con el título «*Boletín del Instituto Provincial de Higiene*», con 8 número, la revista «*Roquetas de Mar saludable*», publicada por el Distrito Sanitario Roquetas entre 1990 y 1992, y la revista «*Hospital Torrecárdenas*», editada entre 1992 y 1993.

Toda esta infraestructura sanitaria que fue creciendo ha estado acompañada por un incremento del personal sanitario. Así y centrándonos en el colectivo médico, en 1940 la provincia de Almería apenas contaba con 200 médicos, superando en 1980 los 500. En el año 2000 llegó a los 1.700, siendo en la actualidad más de 3.200 *(Véase anexo del capítulo 10)*.

Este crecimiento tan espectacular de recursos sanitarios acontecido en Almería lo ha hecho en sintonía con el desarrollo económico y social que ha experimentado la provincia, sobre todo en los últimos cuarenta años.

12.7.

Boletín del Instituto Provincial de Higiene. Nº 1, junio, 1951.

12.8.

Número 1 de la revista «Roquetas de Mar saludable». Marzo, 1991. Gentileza de Alfredo Martínez Ortega y Marisol Alonso Humada.

12.9.

Número 1 de la revista «Hospital Torrecárdenas». Marzo, 1993.

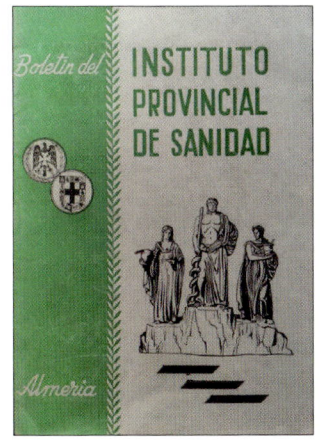

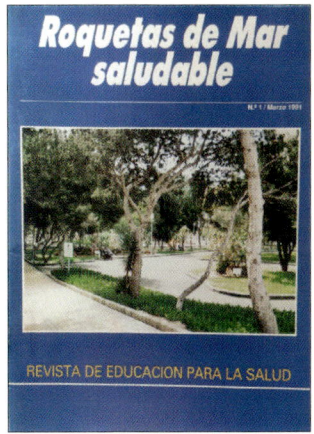

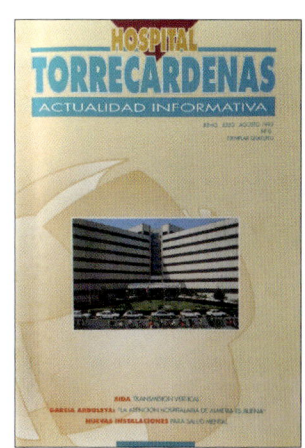

A continuación describimos los distintos mapas sanitarios que han sido elaborados en diferentes períodos desde 1940 hasta el presente. El primero de ellos, denominado «Organización sanitaria en la provincia de Almería», fue publicado en una memoria elaborada por la Jefatura Provincial de Sanidad en 1956[135]. El siguiente, en 1967[136], fue también elaborado por la misma entidad que el anterior. A continuación encontramos el mapa sanitario de Almería elaborado ya en la transición, en 1979[137], publicado con posterioridad en 1982.

Con la reforma sanitaria auspiciada por la Consejería de Salud de la Junta de Andalucía se elaboró un nuevo mapa sanitaria en 1985[138]. Posteriormente, tras varias modificaciones funcionales se aprobó un nuevo mapa en 2003[139], que es el que se encuentra vigente en la actualidad con la integración en el mismo tanto de las circunscripciones de los centros de Atención Primaria como de las áreas hospitalarias[140] (*Véase el mapa que aparece en el panel que introduce el capítulo*).

En la zona norte de Almería en 2006 se creó el Área de Gestión Sanitaria (AGS) Norte de Almería[141]. Lo hizo para llevar a cabo una gestión unitaria de los recursos del Área Hospitalaria de Huércal-Overa y el Distrito de Atención Primaria Levante-Alto Almanzora.

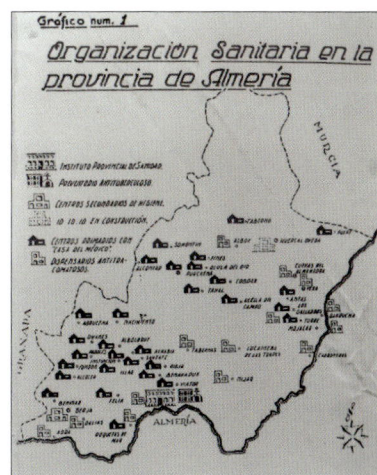

12.10.

Mapa sanitario de Almería. 1956. En Mezquita López, M. Ibidem.

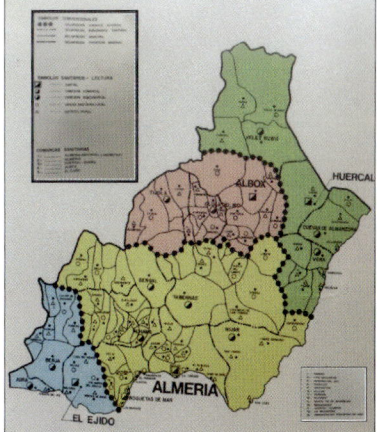

12.11.

Mapa sanitario de Almería. En Mapa Sanitario Nacional. Madrid. INSALUD. 1982. Gentileza de Juan Manuel Pérez Moreno.

NOTES

131 Marín Martínez, P. *La Jefatura Provincial de Sanidad de Almería (1940-1983)*. Granada. Biblioteca virtual de la Universidad de Granada (tesis doctoral), 1994, pp 103-116, 175-191, 255-266 y 321-331. (http://hdl.handle.net/10481/58060).

132 Una referencia histórica a estos centros se puede ver en Marín Martínez, P. «La Diputación Provincial de Almería y sus competencias en Sanidad». En *REAL (Revista de Estudios Almerienses)*. Monográfico: 200 años de la creación de la provincia y la Diputación de Almería. Almería, IEA, 2024. pp 184-206.

133 Fue el primero de su categoría que se abrió en Andalucía, con capacidad para 44 camas, gestionado por la Agencia Sanitaria Hospital de Poniente, coincidiendo con la celebración de los Juegos Mediterráneos de 2005 en Almería. Su primera gerente fue Reyes Álvarez-Ossorio García de Soria.

134 Un recorrido más en detalle de los recursos sanitarios de la provincia desde la posguerra hasta la actualidad se puede consultar en el artículo siguiente: Marín Martínez, P. «Los recursos sanitarios». En Diaz López, JP, Martínez Gómez, P, Marzo López, B y Ruiz García, A. (Coord). *Historia de Almería. (Tomo V). La Almería actual*. Almería. Diputación de Almería, 2022, pp 188-191.

135 Mezquita López, M. *Dos años de labor en la Jefatura Provincial de Sanidad*. Almería. 1956, p 34.

136 Marín Martínez, P. (1994). *Op. Cit.*, p 262.

137 *Mapa Sanitario Provincial. Anteproyecto y plan de necesidades*. Almería. Delegación Provincial del Ministerio de Sanidad y Seguridad Social, 1979 (Mecanografiado). Aprobado por Orden 27 de marzo de 1980 (*BOE* de 30 de mayo). Posteriormente publicado internamente como *Mapa Sanitario Nacional*. Madrid. INSALUD, 1982, p 5.

138 VVAA. *Mapa de Atención Primaria de Salud de Andalucía*. Sevilla. Consejería de Salud y Consumo, 1985, p 71. Dicho mapa fue aprobado por Orden de 7 de enero de 1988 (*BOJA* de 26 de enero).

139 Actualizado por Orden de 7 de junio de 2002 (*BOJA* de 15 de junio), publicándose el *Mapa de Atención Primaria de Salud de Andalucía*. Granada. Servicio Andaluz de Salud, 2003, p 31.

140 Varo León, JM. *et al. Situación y futuro de la Red Hospitalaria de Andalucía*. Sevilla. Consejería de Salud y Consumo, 1883, p 108; Souto Ibáñez, JA (Dir). *Transformación de la Red Hospitalaria de Andalucía*. Sevilla. Consejería de Salud, 1996, p 118.

141 *BOJA* de 18 de octubre de 2006. Orden de 5 de octubre.

13

LA TUBERCULOSIS Y EL PREVENTORIO INFANTIL DEL NIÑO JESÚS

La tuberculosis, una enfermedad que ha tenido una presencia constante en la historia de la Humanidad, con la revolución industrial emergió y desde entonces constituye un importante problema de salud pública. En Almería a principios del siglo XX causaba una gran mortalidad, que como sabemos, tenía su origen en los problemas sociales de vivienda, la alimentación y las condiciones del trabajo[142]. Constancia de ello fue la conferencia que dio **Juan Compani Jiménez** en 1921 en el Círculo Republicano de la ciudad que se titulaba *La tuberculosis como problema social* y que editó en un folleto (*Véase su portada en el panel del capítulo*)[143].

En la posguerra, cuando había una gran demanda de camas en sanatorios antituberculosos, antes de la aparición de los tuberculostáticos, se proyectó la construcción de un *Sanatorio Antituberculoso* para Almería, que pretendió ubicarse en la finca conocida como «Cortijo del Gobernador». Este comenzó a construirse a mediados de los años cuarenta pero nunca llegó a acabarse y funcionar como tal[144]. Mientras tanto, Almería tenía reservadas 30 camas en el Sanatorio de Canteras (Sierra Espuña) de Murcia. A finales de los cincuenta, cuando la demanda de estas fue menor porque ya comenzaron a utilizarse fármacos efectivos contra la enfermedad, Almería tenía reservadas 110 camas en los sanatorios cercanos a la provincia.

Por su parte, la Diputación Provincial, al no hacerse realidad un centro sanatorial en Almería, fir-

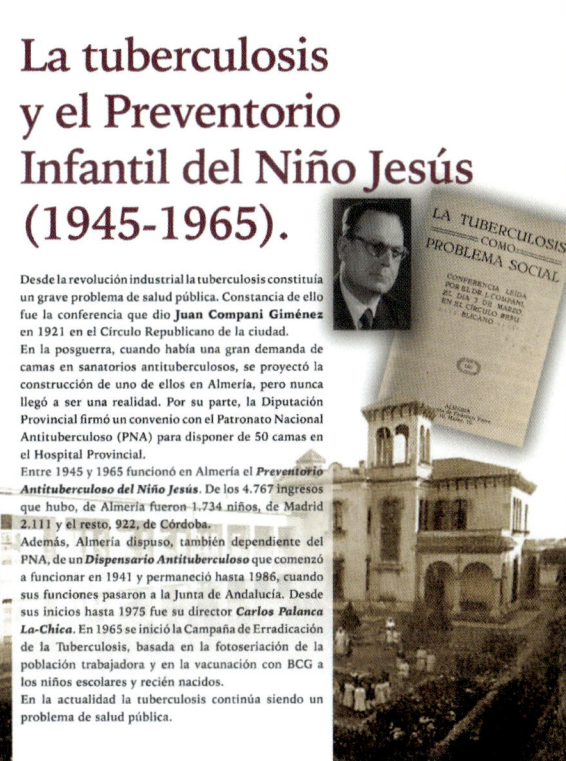

13.1.
Panel Nº 13 de la exposición que se realizó en la Universidad de Almería durante el mes de marzo de 2023 sobre la Historia de la medicina almeriense.

mó un convenio en 1948 —tuvo una vigencia de 10 años— con el Patronato Nacional Antituberculoso (PNA) a fin de disponer en el Hospital Provincial de dos salas para enfermos tuberculosos, una para hombres y otra para mujeres, cada una con capacidad para 25 camas.

Entre 1945 y 1965 funcionó en Almería el *Preventorio Infantil del Niño Jesús*, también dependiente del PNA, ubicado en la casa-chalet del Sr. Batlles —lo que hasta hace poco ha sido la sede de la Alcaldía de Almería—, a la que se añadieron unas galerías. Tras unas obras en 1947 la capacidad del mismo aumentó hasta las 120 plazas, repartidas por igual entre ambos sexos —las niñas en la planta superior y los niños en la inferior—. De los 4.767 ingresos que hubo durante los 21 años de su existencia, de Almería fueron 1.734 niños, de Madrid 2.111 y el resto, 922, de Córdoba. La mayoría de los niños ingresados procedían de familias pobres y numerosas. Si al principio eran 20 las personas que trabajaban en el mismo, al final esta cifra se duplicó[145].

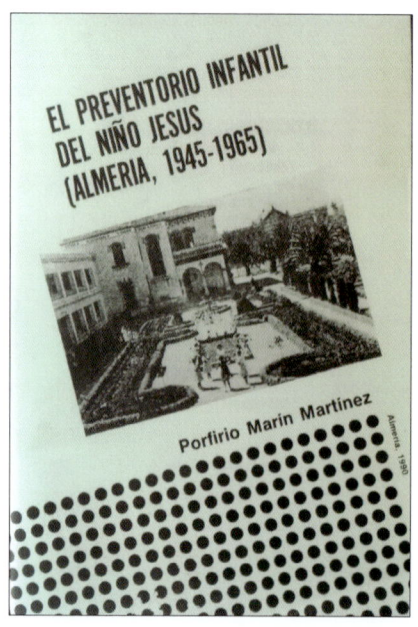

13.2. Separata publicada en el Boletín del IEA (Letras) Nº 9. Almería. 1990. Mostrada en la exposición de la UAL.

El Preventorio sólo conoció un director durante su larga vida, **Carlos Palanca La-Chica** (*Véase el retrato del panel que inicia el capítulo*). Aunque tuvo tres administradores, fue **José Bernal Neira** quien estuvo más tiempo (1946-1964), dejando muestras de una gran humanidad hacia los niños y sus familias. Contó además con dos médicos becarios, **Luis López Gay** y **Ginés Nicolás Pagán**, una treintena de enfermeras o instructoras sanitarias y dos plazas de maestros.

Almería también dispuso de un *Dispensario Antituberculoso*, perteneciente al PNA, que comenzó a funcionar en 1941 y permaneció hasta 1986, cuando sus funciones pasaron a la Junta de Andalucía. Desde sus inicios hasta 1975 fue su director también **Carlos Palanca La-Chica**. Los primeros diez años estuvo en calle Martínez Campos y posteriormente en el Instituto Provincial de Sanidad, ubicado en carretera de Ronda. Si en los años cuarenta contaba con cuatro personas, a mediados de los sesenta eran once. Entre estos se encontraban dos médicos ayudantes, **Antonio Lirola Baena** y **José Abad García**. Una visión de cuál era la morbilidad de la enfermedad en estos años la podemos conocer en una monografía de 1955, donde aparecen cifras que rozan los 400 casos por cien mil habitantes en la capital, siendo bastante inferior en el resto de la provincia[146].

A principios de los años cincuenta ya se contaba con varias drogas que habían mostrado su eficacia para curar la enfermedad, como eran la Estreptomicina, el Ácido Paraaminosalicílico (PAS) y la Hidracida. La escasez en la primera de ellas generó en los años finales de los cuarenta el negocio del estraperlo. Una actualización de esta última droga fue expuesta en Almería en una conferencia dada por **Salvador Almansa de Cara**, médico almeriense y director del Sanatorio Antituberculoso de Campanillas (Málaga), en la Biblioteca Villaespesa[147].

En 1965 el Dispensario organizó la *Campaña de Erradicación de la Tuberculosis*. Esta se basaba en la fotoseriación —a través de un aparato portátil de Rayos X— de la población trabajadora y en la vacunación, con la *vacuna de Calmette y Guerín* (BCG) a los niños escolares tubierculín-negativos y a los recién nacidos. A los tuberculín-positivos se les derivaba al Dispensario para estudio complementario, saliendo del mismo al menos con una indicación de quimioprofilaxis. La campaña duró hasta 1975.

Con posterioridad —lo que se denominó el *período de posterradicación*— se continuó con la mis-

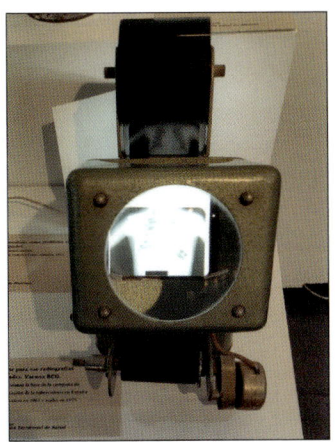

13.3.
Visor de radiografías mostrado en la exposición de la UAL.

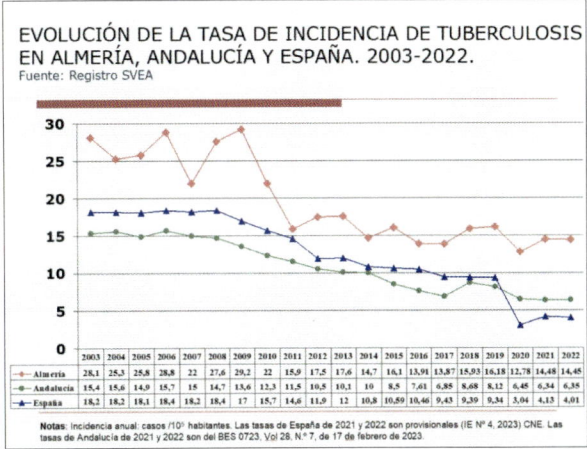

Gráfico 1:
De la exposición de Marín Martínez, P., «Situación epidemiológica de la tuberculosis en Almería. Año 2022», presentada en la reunión provincial de tuberculosis celebrada el 24 de marzo de 2023.

ma estrategia pero esta disminuyó su actividad progresivamente hasta 1985, cuando fueron transferidas sus funciones a la Junta de Andalucía. La vacunación con BCG comenzó en 1967 y no acabaría hasta 1985. La fotoseriación comenzó en 1969 y perduró al menos hasta 1976. La propaganda en favor de la campaña en radios, cines y prensa fue muy intensa[148].

En los años finales de los ochenta y mediados de los noventa, la tuberculosis en Almería presentaba una incidencia algo superior a la media andaluza pero inferior a la nacional[149]. Más tarde, en el III PAS, la tuberculosis fue la segunda prioridad de Almería, creándose un grupo de trabajo, coordinado por **Loreto Cuenca López**.

En la actualidad la tuberculosis en Almería continúa siendo un problema de salud pública importante, ya que, como se observa en el **gráfico 1** adjunto, presenta una incidencia que durante las dos últimas décadas en muchos años ha duplicado a la del conjunto de Andalucía —que a su vez esta ha ofrecido unas cifras inferiores levemente a las de España excepto en los tres últimos años de la serie— y gran parte de los casos se dan en población inmigrante, que suele llegar de países con altas tasas de incidencia de la enfermedad y en muchas ocasiones las condiciones de vida que encuentran aquí favorecen su aparición.

Durante estos últimos años sus cifras y la forma en que se ha ido abordando su control han generado varias comunicaciones en congresos y reuniones científicas[150].

En la actualidad Almería dispone de un equipo interdisciplinar de profesionales en distintos niveles y ámbitos asistenciales con el objetivo de conseguir diagnósticos rápidos, finalizaciones de tratamientos y estudios de contactos para impedir la trasmisión de la enfermedad —para lo que se requiere en muchas ocasiones la ayuda de mediadores culturales—, buscando a la vez una mejora de aquellas condiciones, participando en varios proyectos de investigación[151] y siendo referentes internacionales en el apoyo microbiológico a la vigilancia de esta enfermedad basado en técnicas moleculares (Epidemiología genómica)[152].

Desde hace más de dos décadas anualmente se organiza una reunión donde se analizan los datos de incidencia y las novedades en torno a los distintos aspectos de la enfermedad por parte del equipo provincial de tuberculosis que, como hemos mencionado, participan profesionales de la epidemiología, la microbiología, la medicina preventiva, la enfermería de salud pública, la pediatría, la medicina interna, el trabajo social y la investigación de las distintas unidades de vigilancia de esta enfermedad y asistenciales de la provincia. Incluso en los últimos años —como ha ocurrido en este— se ha solicitado la participación de expertos en la materia de otras latitudes. Esta reunión suele realizarse en torno al 24 de marzo, día mundial de la tuberculosis. En el año 2023 la misma coincidió en ese día[153].

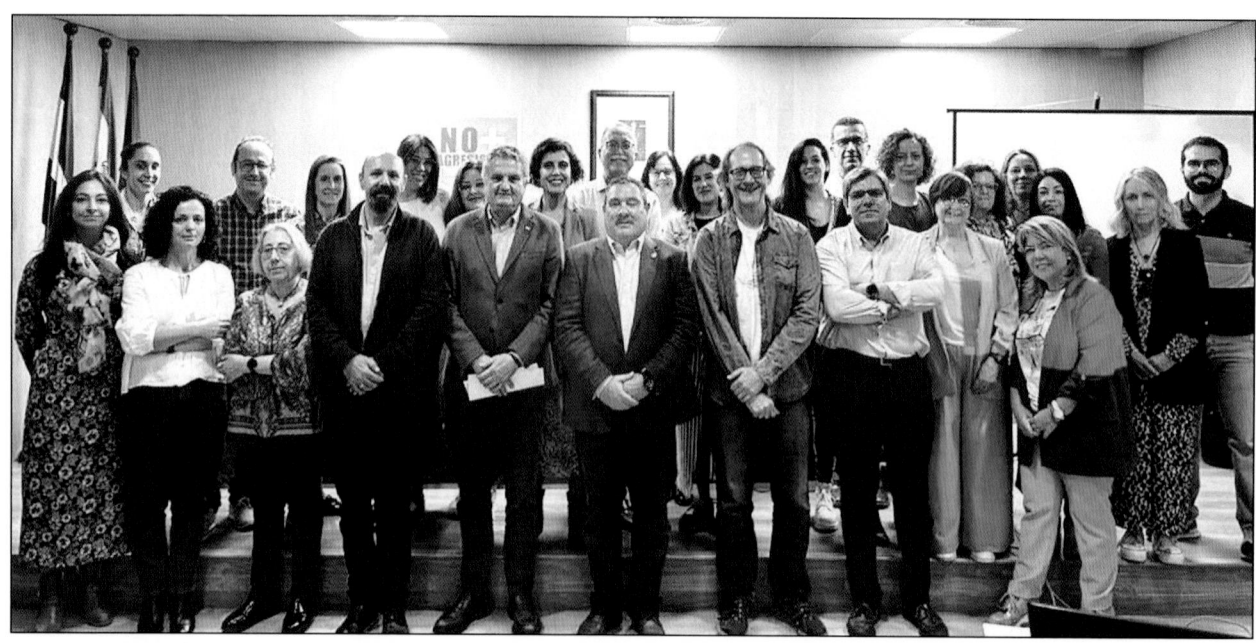

13.4. Asistentes a la reunión provincial de tuberculosis el 24 de marzo de 2023 en la Delegación Territorial de Salud y Consumo. De izquierda a derecha, en la fila superior se encuentran Paz Casas Hidalgo, microbióloga del Hospital (H.) La Inmaculada, José Antonio Garrido Cárdenas, bioquímico molecular de la UAL, Ana Belén Esteban García, técnico de la misma, Silvia Vallejo Godoy, preventivista del H. de Poniente, Susana Amat Mena, enfermera de Preventiva de dicho H., Pilar Barroso García, epidemióloga del Distrito Almería, Porfirio Marín Martínez, jefe de la Sección de Epidemiología de la Delegación, María Emilia Martín Ruiz, asesora técnica de la misma, Ana Caparrós Andújar, preventivista del H. Torrecárdenas, Senay Rueda Nieto, residente de Preventiva del mismo, Juan González Pérez, epidemiólogo del Distrito Almería, María Ángeles Esteban Moreno, especialista de Medicina Interna del H. Torrecárdenas, Leticia Martínez Campos, especialista de Pediatría del mismo, Teresa Cabezas Fernández, microbióloga del mismo, Paqui Escabias Machuca, epidemióloga del AGS Norte de Almería, Ana Cristina Sánchez García, enfermera de la UPPV de dicha Área, Inmaculada García Jabalera, epidemióloga del Distrito Poniente, Juan Pedro Rodríguez Rovira, especialista de Medicina Interna del H. La Inmaculada. Y en la primera fila Celia Moreno Fernández, enfermera del Distrito Almería, Pilar Luzón García, microbióloga del H. de Poniente, María Cruz Rogado González, especialista de Medicina Interna de dicho Hospital, Francisco Ruiz Palacín, director de la Unidad de Gestión de Salud Pública del Distrito Poniente, Juan de la Cruz Belmonte Mena, delegado de Salud y Consumo, Antonio Garrido Estrella, jefe del Servicio de Salud de la citada Delegación, Darío García de Viedma, jefe de la Unidad de Investigación Genómica del H. Gregorio Marañón de Madrid, Miguel Martínez Lirola, microbiólogo del H. Torrecárdenas, y Rosario Gimeno Mora, enfermera del equipo de tuberculosis del Distrito Poniente. Agradecemos a Nicolás Marín Martínez el retoque fotográfico.

NOTAS

142 En el Primer Congreso Español Internacional de Tuberculosis, celebrado en Barcelona en 1912, ya se indicaba que Almería tenía una mortalidad de 262 casos (no se especifica si es tasa de mortalidad o de letalidad, pero la provincia se incluye en el grupo de las que tienen mayor mortalidad a nivel nacional). Pp 423-426. Al mismo asistieron Baldomero García Blanes, José Rocafull de Montes, Juan J. Vivas Pérez, farmacéutico, Manuel Marín Amat y Rafael Aráez Pacheco. En *BCMA*. Año VIII. N.º 75, enero, 1908, pp 9-10.

143 Compani Jiménez, J. La tuberculosis como problema social. Almería. Imp. Federico Ferri, 1921. ACMA.

144 *Yugo*, 28-06-1952. Se informa de la continuación de las obras del Sanatorio Antituberculoso de Almería, suspendidas desde 1946, las cuales han salido a subasta según el *BOE*.

145 Más información sobre este se puede encontrar en el artículo de Marín Martínez, P. «El Preventorio Infantil del Niño Jesús (Almería, 1945-1965)». En *Boletín del IEA N.º 9 (Letras)*. Almería. IEA, 1990, pp 115-158. Aparece también una cartela del mismo en Diaz López *et al* (Coord). *Op. Cit.*, p 89.

146 Mezquita López, M. *Dos años de labor en la jefatura Provincial de Sanidad de Almería*. Almería. Imprenta Granada, 1955.

147 La conferencia fue el 18 de mayo de 1952 y un resumen de la misma fue recogido en el *BIPS de Almería*. Vol II, junio, 1952, p 37-40.

148 Marín Martínez, P. (1994). *La Jefatura Provincial de Sanidad de Almería (1940-1983)*. Granada. Biblioteca virtual de la Universidad de Granada (Tesis doctoral), 1994, pp 397-429. (http://hdl.handle.net/10481/58060).

149 Véase gráfica en *Hoja Epidemiológica de Almería*. Año 7, Nª 6, junio, 1996.

150 La primera de ellas fue presentada por el primer autor en la XIX Reunión Científica de la Sociedad Española de Epidemiología celebrada en Murcia en 2001. En 2004 en una nueva reunión de la mencionada Sociedad en Cácares María Luisa Sánchez Benítez de Soto expuso la comunicación *Abordaje de la tuberculosis en el Distrito Poniente de Almería*, dando a conocer la unidad específica creada al respecto (UTB) compuesta entonces por ella como médica, una enfermera, María Teresa Peñafiel Escámez, y una trabajadora social, María Rosario Fernández. Hubo posteriormente otras entre las que destacamos la que presentaron Fornovi Vives, JJ, Marín Martínez, P y Martínez Lirola, M en la XXXIV Reunión de la citada Sociedad en Sevilla en 2016 denominada «*Estrategias organizativas en contactos de tuberculosis en Almería y aspectos de la epidemiología molecular*». Finalmente, haremos referencia a la comunicación presentada por García Suárez, AM denominada «*Tuberculosis en extranjeros. El papel del equipo de tuberculosis del Distrito Poniente de Almería*», en el III Congreso regional de la Sociedad Andaluza de Medicina Preventiva y Salud Pública, celebrado en Almería en 2014 (el primer evento científico de esta especialidad acontecido en la provincia), organizado por M.ª Ángeles Lucerna Méndez, José Ramón Maldonado Castillo, José Guillén Solvas, Porfirio Marín Martínez y Pilar Barroso García.

151 Recientemente se ha realizado el proyecto de investigación titulado «Epidemiología genómica y agentes comunitarios en salud para mejorar la vigilancia y el control de la tuberculosis en entornos de alta complejidad». (Expte. AP-0062-2021-C2-F2 de la Fundación Pública Andaluza *Progreso y Salud*), siendo sus directoras Silvia Vallejo Godoy y Pilar Barroso García.

152 Martínez Lirola, M. *et al.* «Advanced Survey of Tuberculosis Transmission in a Complex Socioepidemiologic Scenario with a High Proportion of Cases in Immigrants». *Clinical Infectious Diseases*. Vol. 47, Issue 1, 1/Jul/2008. Martínez Lirola, M. *et al.* «A *One Health* approach revealed the long-term role of *Mycobacterium caprae* as the hidden cause of human tuberculosis in a region of Spain, 2003 to 2022». *Eurosurveillance*. Vol. 28, Issue 12, 23/Mar/2023. https://www.ciberisciii.es/noticias/un-proyecto-con-participacion-del-ciberes-inte-

gra-genomica-y-agentes-de-salud-en-la-vigilan-
cia-de-la-tuberculosis.

153 *Diario de Almería*, 25-03-23, p 7. El titular decía:
«Salud reúne a 30 profesionales en el Día Mundial
de la Tuberculosis». En esta ocasión como en otras
se contó con la participación de Darío García de
Viedma, investigador responsable del laboratorio
de Genómica Microbiana del Servicio de Microbiología Clínica y Enfermedades Infecciosas del
Hospital Gregorio Marañón, quien mantiene una
estrecha colaboración con la UAL. Expuso en esa
ocasión una actualización de los hallazgos más
relevantes derivados de la aplicación de la genómica en la tuberculosis de Almería y recordó que los
trabajos llevados a cabo en Almería constituyen un
modelo de vigilancia epidemiológica y genómica
para una investigación liderada por él en todo el
país (*Véase referencia bibliográfica*).

14

LA ATENCIÓN A LA SALUD INFANTIL

La atención sanitaria a la infancia fue una preocupación frecuente entre los médicos almerienses y la situación penosa en cuanto a sus enfermedades y la mortalidad han sido plasmadas en varias publicaciones ya a principios del siglo XX[154]. Así, en 1905, **León Palacios Carreño** sacaba a la luz su obra *Mortalidad infantil y estadística demográfico-sanitaria del decenio de 1895 a 1904.* Por su contenido, se puede considerar esta obra el primer texto de puericultura publicado en Almería[155]. En él se indicaba que la mortalidad en la infancia era el 51,79% de la mortalidad general conocida y proponía los medios para disminuirla[156].

Entre 1909 y 1923 se realizaron otras publicaciones que se interesaban por la salud del niño, dentro del ideario regeneracionista de muchos médicos y otros profesionales de Almería. Así, encontramos textos que hablan de la importancia de la higiene ocular en la infancia y de mejorar la salud por la respiración, ambas obras propuestas y apoyadas por las autoridades del ramo de Instrucción Pública para su difusión, o de la importancia de las vitaminas en la edad escolar y sobre pedagogía médica[157].

No tenemos constancia fehaciente de que en Almería se creara oficialmente la institución «Gota de leche», aunque comenzó a reivindicarse esta desde 1920, ya que no obtuvo el apoyo suficiente de las distintas administraciones para hacerla realidad, a pesar de que varios sanitarios lo propusieran en reiteradas ocasiones y se organizaran actos benéficos en su favor[158]. Hubo una *Junta de Protección de la Infancia y Represión de la Mendicidad,* compuesta por **Luis Bel-**

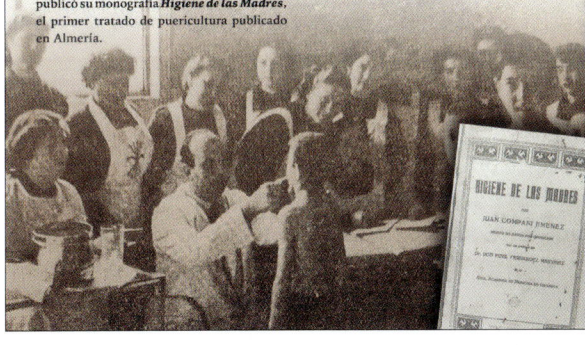

Historia de la medicina almeriense

La atención a la salud infantil

Almería destacó en las estadísticas sanitarias infantiles en la segunda parte del siglo pasado, especialmente las de poliomielitis. Ello contrasta con haberse convertido en los últimos años en el escaparate mundial de la vacunología gracias a las Jornadas promovidas por el Instituto Balmis de vacunas.

La atención a la infancia y sus enfermedades han sido evidentes en varias publicaciones. Así, en 1905, **León Palacios Carreño** sacaba a la luz su obra *Mortalidad infantil y estadística demográfico-sanitaria del decenio de 1895 a 1904.*

Fue en 1919 cuando **Juan Compani Giménez** publicó su monografía *Higiene de las Madres,* el primer tratado de puericultura publicado en Almería.

La actuación de la Jefatura Provincial de Sanidad tras la posguerra fue importante, recogiéndose en publicaciones, como la de **Manuel Mezquita López** en 1955, *Dos años de labor en la Jefatura Provincial de Sanidad de Almería.*

Aunque **Juan López Muñoz** inició la hospitalización de niños en el Hospital Provincial en 1966, su nombramiento como jefe de Servicio de Pediatría en la "Bola Azul", en 1970, supuso un gran avance para la atención infantil, que culminó con la creación en 1985 de los cuidados intensivos al ser trasladado éste al Hospital Torrecárdenas.

14.1. Panel Nº 14 de la exposición que se realizó en la Universidad de Almería durante el mes de marzo de 2023 sobre la Historia de la medicina almeriense.

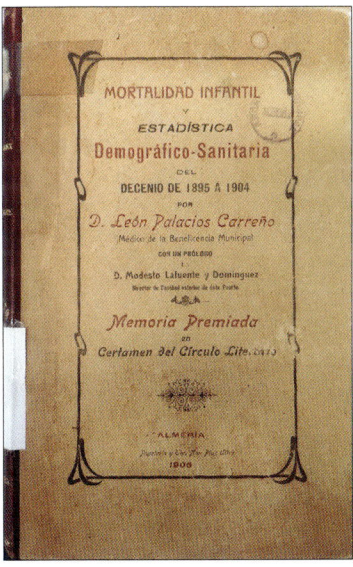

14.2. Monografía sobre mortalidad infantil en Almería, publicado en 1905. BFV y AMA.

da, **José Soriano Romera**, primer puericultor del Estado en Almería que trabajó en la «Gota de leche» de Granada, **Juan Martínez Sicilia** y **Juan José Vivas Pérez**, que habilitó alguna iniciativa para ofrecer prestaciones relacionadas con la alimentación infantil[159].

Durante la II República, a raíz de una ponencia presentada por **Antonio Mallou Vicario**, inspector provincial de sanidad de Almería, y aprobada por la *Junta de Protección de Menores de Almería*, comenzaron a elaborarse las estadísticas mensuales del Servicio de Puericultura dependiente del Instituto Provincial de Higiene. Las de octubre de 1934 eran las siguientes: 117 actuaciones consistentes en 31 consultas de higiene infantil, 8 de preescolar, 25 visitas domiciliarias, 1 vacuna BCG, 6 vacunas antivariólicas, 21 cutirreacciones y 25 actos de propaganda[160].

Recordemos aquí que las dos primeras médicas que se colegiaron en Almería, que lo hicieron durante y al final de la contienda civil, se dedicaron entonces y en su vida profesional posterior a la atención a la infancia. Así, **Milagros Rivera Tovar** estuvo de puericultora en el Instituto Provincial de Higiene hasta mayo de 1939, e **Isabel Téllez Molina**, colegiada en 1941, se exilió posteriormente a Venezuela y Chile y se dedicó a la psiquiatría infantil.

La actuación de la Jefatura Provincial de Sanidad (JPS) tras la posguerra fue importante en lo relativo a la higiene infantil, publicándose sus actuaciones en la *Revista de Sanidad e Higiene Pública*, en el *Boletín del Instituto Provincial de Sanidad* y en monografías, como la de **Manuel Mezquita López**, en 1955, titulada *Dos años de labor en la Jefatura Provincial de Sanidad de Almería*. La escena que aparece en el panel de este capítulo corresponde al Servicio de Higiene Infantil del Instituto Provincial de Sanidad, inserta en la referida monografía (p 12), donde se observa a quien fue el primer puericultor del Estado de Almería, **José Soriano Romera**[161], explorando a un niño y rodeado de enfermeras e instructoras sanitarias.

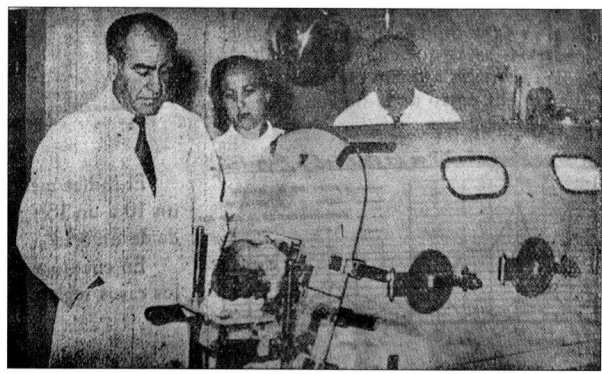

14.3. Foto donde aparece José Soriano Romera y personal del Servicio de higiene infantil observando a un niño con poliomielitis en el pulmón de acero instalado en el Instituto Provincial de Sanidad. BIPS. Junio, 1952, p 82.

También encontramos varias referencias en las mencionadas publicaciones a los distintos brotes de poliomielitis que acontecieron en Almería, que destacó por su mayor incidencia en todos los períodos analizados[162]. Por ello Almería contó con un «pulmón de acero» en la JPS, donde fue utilizado en alguna ocasión en niños con parálisis infantil, como se observa en la foto adjunta. Se decía entonces en el artículo sobre *Lucha Antipoliomielítica* junto a la foto lo siguiente: *hemos de hacer constar en contra de la opinión de algunos pediatras autorizados, haber observado nosotros en este brote que los casos presentados en su casi totalidad ha pertenecido a familias pobres habitantes en casas antihigiénicas y en barrios carentes de medios y de hábitos higiénicos*[163].

Con posterioridad, en la Jefatura también estuvieron como puericultores del Estado **Antonio Iborra Muñoz**, **Juan López Morales** y **Rogelio Fernández Moreno**[164].

El primer médico titulado que se dedicó a la pediatría en Almería fue **Juan López Jiménez**[165]. Los siguientes médicos que tuvieron una atención especial a las enfermedades de los niños de forma parcial o completa, además de **José Soriano Romera**, encargado también como médico puericultor de la Casa Cuna y del Hogar Infantil de la Diputación Provincial desde 1941, fueron **Ramón Orozco Benítez, Pelegrín Rodríguez Pérez, Miguel Tolosa Bharte, Carlos Escobar Benavente** y **Federico Orozco Benítez**. Este último asumió el papel de puericultor del Hospital Provincial en 1966 tras el fallecimiento de **José Soriano**[166]. En el *Igualatorio Colegial* de 1954 figuraban como pediatras en la capital **Carlos Galván de la Viuda, Luis López Gay, Manuel Martínez del Pino** y **Manuel Ros Sola**. En la provincia sólo figuraba **Luis Suárez Martínez**[167].

En este apartado creemos interesante exponer la evolución que tuvo la tasa de mortalidad infantil en Almería entre 1930 y 1985[168]. Si vemos la evolución que ha tenido cada 5 años y analizada por separado entre capital y provincia *(Véase la tabla 1 adjunta)* hasta 1965, observamos que esta ha sido descendente; que las tasas tanto de un ámbito como de otro entre 1930 y 1940 han tenido cifras iguales o superiores a cien muertes por cada mil nacidos vivos, siendo algo más elevadas las de la capital y presentando la mayor tasa en ambos ámbitos en 1940, tras la contienda civil. A partir de 1955 esta bajará en ambos ámbitos de 50. No logrará bajar de 25 hasta 1975 y no se reducirá a cifras inferiores a 10 hasta 1985, cuando mejoró sustancialmente la atención pediátrica y obstétrica en los hospitales, a la vez que se incrementaba la renta *per-cápita* de la provincia. Se observa finalmente unas peores tasas entre los años cincuenta y sesenta en la provincia frente a las de la capital, debido quizás a que esta se beneficiaba en mayor medida de los centros hospitalarios radicados en ella.

Aunque ya inició la hospitalización de niños en el Hospital Provincial en 1966 **Juan López Muñoz**[169], fue su nombramiento como jefe de Servicio de Pediatría en la Residencia Sanitaria de la Seguridad Social o «Bola Azul», en 1970, cuando la atención infantil supuso un gran avance, que culminó con la creación en 1985 de la unidad de cuidados intensivos pediátricos al ser trasladado este al Hospital Torrecárdenas. La primera médica pediatra que ejerció en Almería fue **María Dolores Fernández Fernández**, que estuvo en el Servicio desde finales de los sesenta, teniendo entre otros cometidos analizar los resultados asistenciales y de calidad de la Unidad de Neonatología.

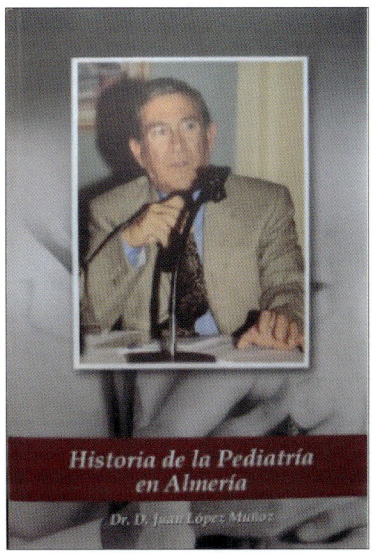

14.4.
Cubierta del libro Historia de la Pediatría en Almería, presentado en 2015, que muestra la foto de su autor, Dr. Juan López Muñoz.

Tabla 1: Evolución de la mortalidad infantil en Almería, provincia y capital por quinquenios. 1930-1985.

Años	1930	1935	1940	1945	1950	1955	1960	1965	1970	1975	1980	1985
Provincia	100	100	106	75	62	52	47	26	27,84	22,51	13,66	7,7
Capital	132	103	129	78	63	44	28	25	27,84	22,51	13,66	7,75

Fuente: Reseñas Estadísticas de la Provincia de Almería (1955, 1965 y 1978); Anuarios Estadísticos de España (1930, 1935 y 1940); y Fernández-Nieto Fernández, F. *et al.* (1984). Indicadores demográficos de Andalucía, 1950-1981.

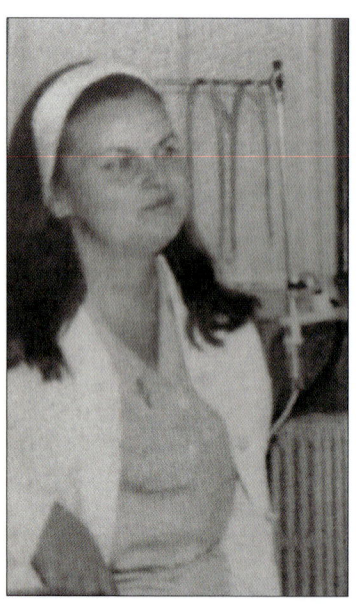

14.5.
María Dolores
Fernández Fernández,
durante su trabajo en
la «Bola Azul».

En las zonas rurales la atención pediátrica hasta finales de los años setenta era atendida por los médicos de Asistencia Pública Domiciliaria (APD). Estos, salvo casos muy graves, atendían la mayoría de las patologías propias de la población infantil. En los años setenta existió en la «Bola Azul» la figura del «pediatra consultor», a quien los médicos titulares derivaban a los niños con patologías «que se les escapaban». Esta figura fue ocupada por el pediatra **Manuel Martínez del Pino**[170].

En España entre los últimos casos de poliomielitis que se diagnosticaron fueron tres de Almería, ocurridos en 1988. Ello derivó a una intensificación de lo que era entonces el Plan de vacunación de Andalucía (PVA).

Tras varios años de una vacunación sistemática contra la polio, la Oficina Regional de la OMS para Europa, declaraba lo siguiente: «*La Comisión concluye, desde la evidencia proporcionada por la Comisión Nacional de Certificación de cada uno de los 51 Estados Miembros, que la transmisión del poliovirus salvaje ha sido interrumpida en todos los Países de la Región*». Atrás quedaba el esfuerzo colectivo para su control que, iniciado en la primera mitad del siglo XIX por Heine (1840), tuvo su gran hito en la segunda mitad del siglo pasado, con la disponibilidad de vacunas eficaces para la prevención y su aplicación masiva en la población, culminando con la citada Declaración de la OMS en 2002. Con posterioridad se llevó a cabo —en la ya denominada «fase postpolio»— la vigilancia de la parálisis fláccida aguda.

En los años noventa en Almería se realizaron nuevos estudios sobre la población infantil. En uno de ellos se contabilizaron enfermedades sino «factores de riesgo vascular», lo que constituyó una investigación sobre prevención primaria. Este se realizó por un equipo de investigación denominado *Grupo de Hipertensión «Alcazaba»*, publicando sus resultados en una monografía titulada ***Estudio de los factores de riesgo vascular en los niños de Almería***[171].

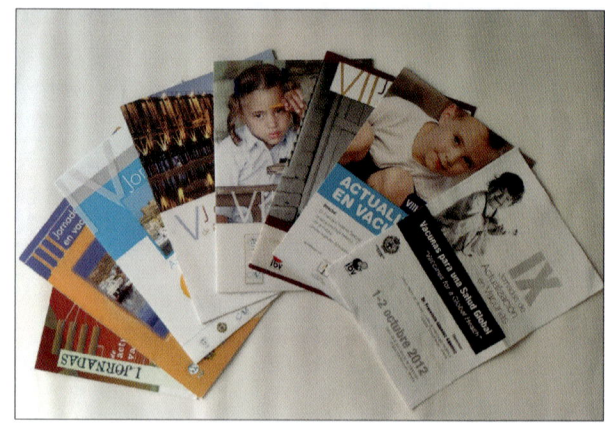

14.6.

Varios programas sobre las jornadas de actualización en vacunas celebradas en Almería desde 2004.

Si en el conjunto de las enfermedades infantiles Almería destacó de forma singular en la repercusión que tuvo la epidemia de poliomielitis en los años cincuenta y sesenta del siglo pasado, donde las coberturas vacunales en las distintas campañas y la situación de una provincia desfavorecida económicamente tuvieron mucho que ver, ello contrasta con el hecho de haberse convertido Almería en los últimos años en un escaparate a nivel mundial de la vacunología gracias a las Jornadas y eventos científicos promovidos por el *Instituto Balmis de Vacunas,* radicado en Almería, que se iniciaron en 2004 y continúan hoy día, que preside **Francisco Giménez Sánchez**, siendo su vicepresidenta **Ernestina Azor Martínez**[172]. En 2024 este Instituto ha firmado un convenio de colaboración con la Universidad de Almería para *«difundir los avances científicos y promover el desarrollo del conocimiento de las vacunas*[173].

Por otro lado, podemos percatarnos de que, tras más de cien años después de que se publicara el primer texto de puericultura —como hemos mencionado al principio de este capítulo— en 2016 otro médico almeriense, el pediatra **Bruno Nievas Soriano**, realizó otro texto sobre el tema titulado *Los niños no son de Marte (aunque algunos lo parezcan). Pediatría para padres en tono de humor*[174].

Por último, la puesta en marcha del Hospital Materno-Infantil junto al Hospital Torrecárdenas en diciembre de 2019, aspiración que llevaba muchos años de espera, ha sido un nuevo hito en esta mejora de la atención infantil en Almería. Recordemos que, al año de estar en funcionamiento, fue el primer centro de Andalucía en recibir la certificación AE-NOR que le acreditaba haber superado con éxito el índice de humanización hospitalaria infantil[175].

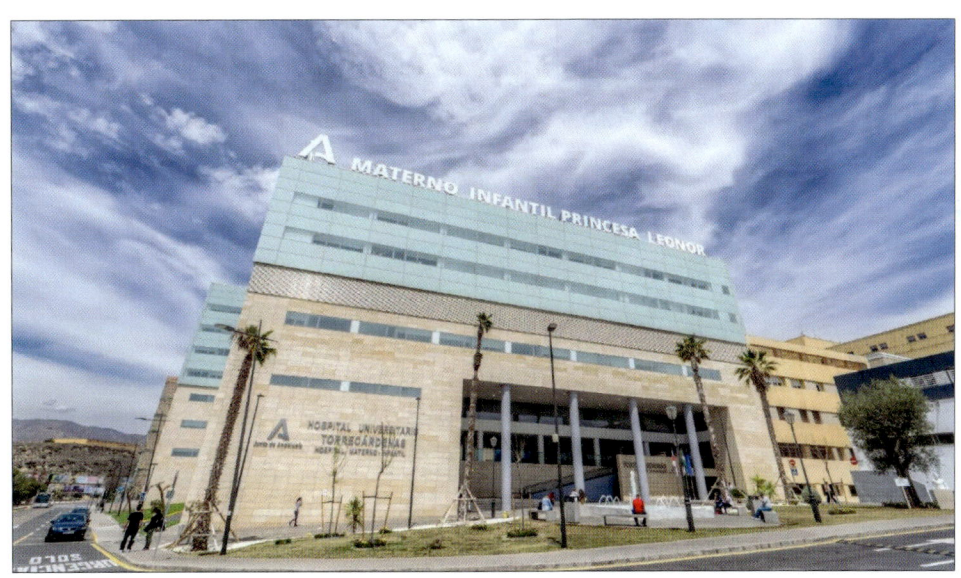

14.7.
Hospital Materno-Infantil «Princesa Leonor». Web.

NOTAS

154 Recordemos la publicación sobre *Sífilis infantil* de Eduardo Pérez Cano, publicada en 1911. También hemos de hacer referencia a tres publicaciones de Almería realizadas por profesores de su Instituto de Segunda Enseñanza: Fernández Navarro, L. *Elementos de fisiología humana y de higiene privada y pública*. Almería. Tip. de Fernández Murcia, 1899; y Alonso López, T. *Higiene y moral*. Almería. Tip. El Radical, 1902. Además, queremos mencionar aquí la obra que no hemos localizado, referida por el Padre Tapia (1979), de Pérez García, Manuel, *Nociones de higiene y economía doméstica*.

155 Aunque pensamos en un principio que este mérito correspondía al librito de Juan Compani titulado *Higiene de las madres*, donde parte de su contenido es de puericultura, al conocer mejor el contenido de aquel y por razón de su título lo hemos pasado con esa misma valoración al capítulo siguiente dedicado a la atención a la salud de la mujer.

156 Véase el capítulo IV: Medios generales y medios específicos (Antes del nacimiento; del nacimiento al destete; y del destete al pedagogo), pp 71-101.

157 Roda Rodríguez, J. *La salud por la respiración*. (Traducción del francés del Dr. V. Arhulphy). Almería. Imp. Juan Fernández Murcia, 1909. Vicente J. Blanes. *Importancia del médico oculista en las escuelas de 1ª enseñanza*. Almería, 1916. Dr. Blanes. *Cartilla de pedagogía médica*. Almería, 1917 (Solamente tenemos localizada la portada). Godoy Ramírez, J. *Vitaminas y avitaminosis*. Almería, 1923 (Se indica «segunda tirada»). Además, publicó en la Revista de la Sociedad de Estudios Almerienses un artículo titulado «Las defensas naturales del organismo contra la infección» (IV, 1913, pp 100-106).

158 Ya en 1920 el propio Juan Compani dio un mitin sanitario reivindicándolo (*Diario de Almería*, 15-09-1920). José Márquez Rodríguez, practicante, lamentaba no tenerlo (*Diario de Almería*, 07-11-1925). José Soriano Romera junto con Juan Martínez Sicilia se lo reclamaban al gobernador civil (*La Crónica Meridional*, 15-06-1927 y *La Independencia*, 02-06-1931). Incluso se pensó donde instalarlo.

Si primero se señaló el edificio que fue de los Jesuitas (*Diario de Almería*, 09-08-1932), después se pensó en un solar entre las calles Joaquín Peralta y Alcalde Muñoz (*Diario de Almería*, 12-12-1934). Algunos actos benéficos se pueden leer en *Diario de Almería*, 6-08-1932, y en *La Crónica Meridional*, 17-08,1932.

159 López Muñoz, J. *Historia de la pediatría en Almería*. Almería. 2015, p 21. Se indica que esta se creó. Tanto es así que la Diputación y el Ayuntamiento libraron subvenciones a tal fin (*La Independencia*, 18-12-1928 y *La Crónica Meridional*, 19-12-1928). En *Esclava y Reina*, 30-09-1925, revista religiosa almeriense, se decía: «*Seguían en dos filas los niños y niñas del Asilo de la gota de leche con 2 Hijas de la Caridad y religiosas de dicho Asilo*».

160 La ponencia fue publicada en el *BIPH* N.º 74 (Ago. 1933). Las primeras estadísticas aparecen en el mencionado *Boletín* N.º 89 (Nov,1934). Al cargo del mismo se encontraba Jose Soriano Romera. Referidas a mayo de 1936 aparecen 301 actuaciones (*Boletín* N.º 108, Jun. 1936).

161 *Yugo*, 07-04-1957. *Constante preocupación por la higiene infantil*. Artículo suyo relacionado con la alimentación infantil. También en *RSHP*, *29*, *1955*, junto con Mezquita López, M. y Martínez del Pino, M. también médico puericultor, publicaron un artículo denominado *Datos obtenidos en el estudio médico de la población escolar de Almería*, pp 5-22.

162 Para mayor información en este período, véase Marín Martínez, P. (1994). *Op. Cit.*, p 431-470. *BIPS* 2 (2-3), 1952, p 82, y en *RSHP*, 26, 1952, pp 621-640, y 43, 1969, pp 517-564. Véase las dos gráficos de la página 450 sobre los casos de poliomielitis en Almería y sus tasas medias quinquenales comparadas con las nacionales entre 1940 y 1990 (Elaboradas por el primer autor y publicadas en *Hoja Epidemiológica de Almería*. Año 3, Nª 9. 1992) y las dos imágenes de la página 458, una de niños llevados a vacunar en aguaderas (Sierra de los Filabres) y otra de niños con sus madres en el centro de vacunación de Gádor (Reproducidas en Mezquita López, M. *Evolución de resultados de la primera campaña de vacunación contra la poliomielistis por*

via oral en España. Madrid. DGS, 1965, pp 22 y 23). También véase mapa de España de la poliomielitis en Palanca, JA. (Pról). *Memoria de la Dirección General de Sanidad. 1949*. Madrid. Gráficas González, ca. 1950, p 120.

163 *BIPS*. Vol. II, N.º 3 y 4. Junio, 1952, pp. 81-83. Entre mayo y junio de ese año se declararon 125 casos, 70 en la capital con 6 defunciones y 55 en la provincia con 4 defunciones. 55 eran menores de un año y 50 entre uno y dos años.

164 Marín Martínez, P. (1994) *Op. Cit.*, p 258 y 334. Guadalupe del Cosme Jiménez, que creíamos que era otra médica dudamos ahora porque no aparece como colegiada. Lo mismo no lo hizo o estaba como enfermera puericultora, como otras en el Servicio de Higiene Infantil.

165 López Muñoz, J. *Op. Cit.,* p 25.

166 López Muñoz, J. *Op. Cit.* También lo fueron José Beltrán León, Alfonso López-Costrucchi González, Juan López Jiménez, José Rodríguez Valdivieso, Eduardo Santiago Linares, José López Moreno, Vicente Juan Fernández y Armando Bueso Piñero. Pp 24-26.

167 *Yugo*, 18-07-1954.

168 Marín Martínez, P. (1994), *Op. Cit.*, pp 70-76.

169 López Muñoz, J. *Op. Cit.* Libro publicado a su memoria y presentado el 20 de marzo de 2015, con un prólogo de Francisco Ortega Viñolo y una introducción de su viuda, Ángeles Carretero García titulada «*Pinceladas de una vida…*». En el mismo participaron muchos de los pediatras que trabajaron con él o se formaron en su Servicio. Entre los primeros que él menciona en su texto figuran M.ª Dolores Fernández Fernández, José Arcos Martínez, Pedro López Arenas, Francisco Sánchez Prados, Jesus E. Olmo Gómez, Cristóbal Ruiz Gómez, José Miguel García González y Francisco Morales Ferrer. Escribieron en el mismo, además de los cuatro últimos citados, Antonio Daza, José Vargas Vallejo, José Espín Galvez, Ana Campos, José Miguel García Portales, Antonio Cabrera, Manuel González-Ripoll Garzón, José Batlles Garrido, Teresa Rubí Ruiz, M.ª del Mar López-Gay, Manuel

Martín González, María Ángeles Vázquez, Francisco Cañabate Reche, Ángel Ortega Montes, Francisco Benavente Rodríguez y Juani García, esta última presidenta de la Asociación *Argar*. Finaliza el libro con varias cartas de agradecimiento.

170 Información facilitada por María Socorro Rosario Díaz, que le conoció y trabajó de pediatra en sus primeros años en el Consultorio San Leonardo de la capital. Su padre, Alejandro Rosario Márquez, era médico APD en la localidad de Gádor, donde atendía a toda la población, niños, adultos, ancianos y embarazadas.

171 Los autores fueron Avivar Oyonarte, C, García Matarín, L, García Granados, ME, Gil García, F, Latorre Hernández, J, Miró Gutiérrez, J, Soria Bonilla, A y Vergara Martín, J.

172 Desde el 2019 esta Jornadas han adquirido la consideración de internacionales. En 2023 se ha celebrado su vigésimo evento, siendo así uno de los congresos más prestigiosos y longevos de vacunología a nivel internacional, colaborando en la organización el Colegio de Médicos de Almería. En *La Voz de Almería*, 26-10-2023, aparecen con el titular «Almería, capital mundial de las vacunas» (p 10). Y en *Diario de Almería*, 27-10-2023 (pp 7-8) y en *La Voz de Almería* (p 10), con la noticia «20 años de divulgación científica sobre vacunología en Almería».

173 *La Voz de Almería*, 19-03-2024.

174 Publicado en Barcelona por Amat Editorial.

175 *Diario de Almería*, 19-01-2021.

15

LA ATENCIÓN A LA SALUD DE LA MUJER

El primer ginecólogo que ejerció en Almería fue **Eduardo Pérez Ibáñez**, que actuó como tal en el Hospital Provincial de Almería desde los años setenta del siglo XIX y promovió la construcción en el mismo de la primera sala de operaciones. Su hijo, **Eduardo Pérez Cano**, también continuó con esta especialidad en dicho Hospital[176].

Hubo otros médicos que se dedicaron a los partos y a las «enfermedades de las mujeres» en la capital y en las principales localidades de la provincia en estas dos primeras décadas del siglo XX, aunque muchos de ellos compatibilizaron esta dedicación con la de medicina general. En la capital se contaban también con **José Gómez Campana** y **Serafín Torres Bernabé**. En el medio rural ya figuraban algunos médicos dedicados a esta especialidad parcial o totalmente. Hemos de pensar que en estos años de principios de siglo la población rural era mucho más numerosa que la de la capital [177].

Fue en 1919 cuando **Juan Compani Jiménez** publicó su monografía *Higiene de las Madres*. Esta obra la podemos considerar como el primer texto de maternología publicado en Almería, texto que incluye también nociones sobre puericultura. La publicó tras 18 años de ejercicio en un medio rural, Alhama de Almería, donde pudo comprobar la necesidad de que las madres dispusieran de una educación sanitaria básica al respecto, lo que repercutiría directamente en el cuidado de los hijos[178].

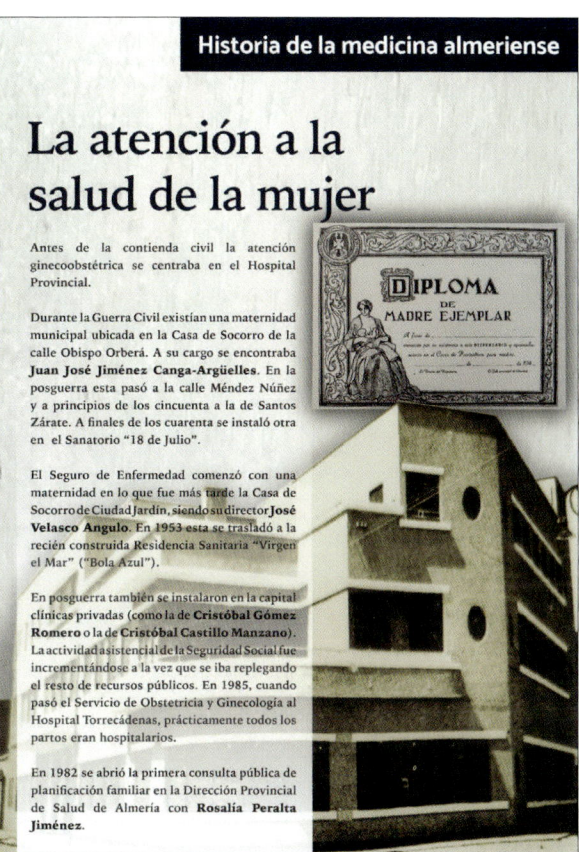

15.1. Panel Nº 15 de la exposición que se realizó en la Universidad de Almería durante el mes de marzo de 2023 sobre la Historia de la medicina almeriense.

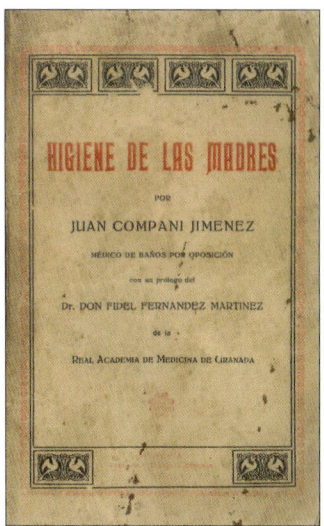

15.2. Primera publicación sobre esta materia en Almería, de Juan Compani Jiménez. 1919. Gentileza de Juan Miguel Company Ramón.

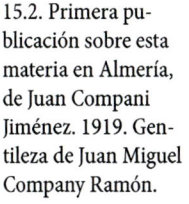

En los años veinte y treinta nuevos médicos se incorporaron a esta atención a los partos y a las enfermedades de la mujer, entre los que encontramos en la capital **Manuel Hernández Rodríguez, José Rodríguez Boti, Eduardo Pérez López-Echevarría, Antonio Martínez Sicilia y José Velasco Angulo.** También en el medio rural hay nuevas incorporaciones[179]. En estos años la presencia de la septicemia puerperal reflejaba que había mucho que mejorar en la atención a los partos[180].

Durante la II República el Reglamento de Sanidad Provincial establecía que cada provincia debería de contar con un Instituto de Maternología y Puericultura. En Almería se dispuso de un *Dispensario de Maternología* en el Instituto Provincial de Higiene, ubicado en la calle Veloy, atendido por **Francisco Soriano Romera**[181]. Posteriormente, en 1940 este se trasladó a la calle Gerona y a finales de 1950 al recién construido Instituto Provincial de Sanidad de carretera de Ronda, estando entonces de maternólogo **Cristóbal Gómez Romero**[182].

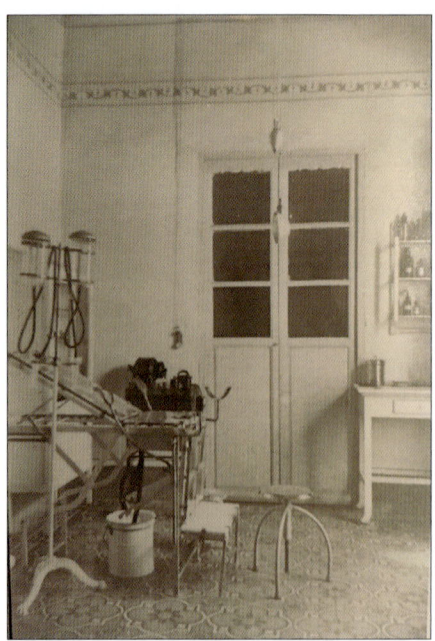

15.3.
Dispensario de Maternología del IPH en los años de contienda civil. AJPS.

A mediados de siglo la presencia de la sepsis puerperal continuaba estando presente, siendo Almería en el conjunto nacional la que presentaba la mayor tasa en 1949, como se refleja en el mapa adjunto[183].

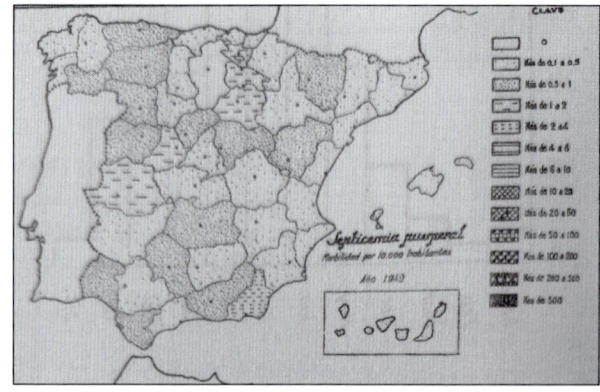

15.4. Mapa que representa las tasas de septicemia puerperal por provincias en 1949, donde Almería presenta la mayor de todas (2,18). Memoria de la DGS. Madrid. 1950.

El Hospital Provincial contaba con anterioridad a la contienda civil con una sala de maternología, que disponía de 12-14 camas y era atendida por **Serafín Torres Bernabé**, ayudado por **José Velasco Angulo**. Este último, en 1947, siendo jefe de la sala, presentó un proyecto de mejora de los servicios de maternidad que se ampliaría a 18 camas, donde exponía que la situación del servicio era *lamentable*[184]. Más tarde se incorporó **José Martínez Castillo**, quien tuvo ocasión de publicar en Almería dos libros sobre la materia[185]. A la postre recaló en el servicio el hijo de aquel, **José Antonio Velasco Muñoz**, quien también impulsó mejoras en los servicios.

Durante la guerra civil existió una maternidad municipal ubicada en la planta baja de la Casa de Socorro que había en la calle Obispo Orberá. A su cargo se encontraba **Juan José Jiménez Canga-Argüelles**. En la posguerra esta pasó a la calle Méndez Núñez y a principios de los cincuenta a la de Santos

Zárate (imagen que aparece en el panel del capítulo), siendo entonces su director **Cristóbal Gómez Romero**, que estuvo en funcionamiento hasta 1975. Este también fue titular del *Dispensario de Maternología* de la Jefatura Provincial de Sanidad en esos años[186].

Por parte de Sindicatos se instaló una maternidad en la policlínica ubicada en el Paseo de Almería. A finales de los cincuenta esta se trasladó al Sanatorio «18 de Julio», junto a la Rambla y la maternidad de Santos Zárate, que funcionó hasta 1970[187].

El Seguro de Enfermedad (SOE) comenzó con una maternidad a finales de los años cuarenta en lo que fue más tarde Casa de Socorro de Ciudad Jardín, siendo su director **José Velasco Angulo**. En 1953 esta se trasladó a la recién construida Residencia Sanitaria «Virgen el Mar», denominada popularmente «Bola Azul».

En posguerra también se instalaron en la capital clínicas privadas, destacando dos, el Sanatorio de **Cristóbal Gómez Romero** —posteriormente Sanatorio «Los Angeles»— y el de «Virgen del Mar», de **Cristóbal Castillo Manzano**.

15.5.
El Dr. Gómez Romero en el quirófano del Sanatorio Los Ángeles, con sus cuatro hijos, de —izquierda a derecha— José Luis, Esther, Carlos y Cristóbal. Gentileza de Carlos Gómez Blázquez.

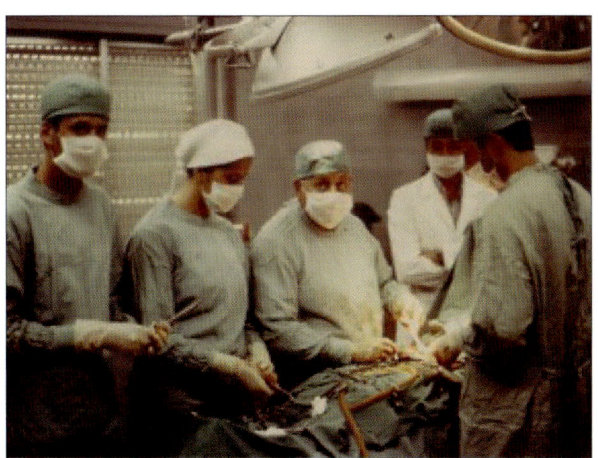

En la capital había desde los años treinta unas 10 matronas dependientes del Ayuntamiento para atender los 14 distritos sanitarios del término municipal —dos de ellos en el extrarradio, en la Cañada y en Cabo de Gata— y 4 que pertenecían a la Diputación provincial. En el medio rural la atención a los partos recaía en las matronas —se contaba con 17, que ejercían en los pueblos más importantes— y practicantes titulares o, como ocurría en muchas localidades pequeñas, en las parteras tradicionales. Y cuando estos se complicaban se solicitaba el auxilio de los médicos titulares[188]. En pocas poblaciones importantes se podía contar con tocólogos municipales, no obstante, en ellas había médicos que atendían en exclusiva los partos o compaginaban esta especialidad con la de medicina general.

Si tradicionalmente los partos eran atendidos en los domicilios, su atención en los hospitales comenzó a generalizarse tras la posguerra y en los años setenta estos representaban el 75%. A partir de la apertura de la residencia sanitaria de la Seguridad Social «Virgen del Mar» en 1953 la actividad asistencial a la mujer fue incrementándose, a la vez que se iba replegando el resto de recursos públicos. En 1985, cuando se trasladó el Servicio de Obstetricia y Ginecología de la misma al Hospital Torrecárdenas, prácticamente el 100% de los partos eran hospitalarios[189].

La primera ginecóloga que ejerció en Almería fue **Magdalena Reyes Aguilar** y lo hizo en 1968. Le siguió en esta senda **Margarita Carretero García**, que se instaló al año siguiente[190].

A finales de los setenta las actividades del *Dispensario de Maternología* del Instituto Provincial de Sanidad —entonces Delegación Territorial de Sanidad y Seguridad Social— disminuyeron y se reconvirtió en 1981 en una consulta de diagnóstico precoz de cáncer, atendida por **Rosalía Peralta Giménez**, quien también comenzó con la que fue la primera consulta pública de planificación familiar de la provincia[191].

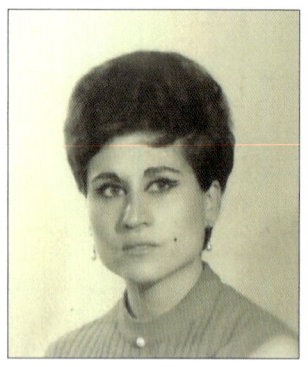

15.6.
Magdalena Reyes Aguilar, primera
ginecóloga que ejerció en Almería.
Ficha de colegiada. ACMA.

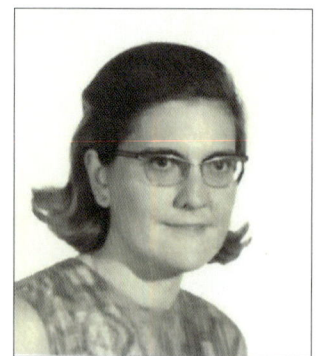

15.7.
Margarita Carretero García. Ficha
de colegiada. ACMA.

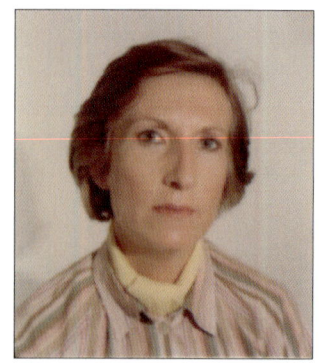

15.8.
Rosalía Peralta Giménez. Ficha de
Colegiada. ACMA

En los últimos años ha habido una mejora sustancial en los servicios de Obstetricia y Ginecología de los tres ámbitos hospitalarios que tiene la provincia, además de un seguimiento de los embarazos por parte de las unidades de Atención Primaria. Han sido varias las iniciativas al respecto que se han sido plasmadas en varios textos[192].

En 2005 el Servicio de Obstetricia y Ginecología del Hospital Torrecárdenas organizó en Almería el primer congreso andaluz de «suelo pélvico», lo que supuso un estímulo importante para este[193]. A partir de la creación en 2009 de la Unidad Docente Multiprofesional de Obstetricia y Ginecología del mencionado Hospital, se editaron cuatro manuales orientados a la formación de matronas y residentes[194].

En la atención al embarazo, parto y puerperio, no obstante estas mejoras, sigue siendo deficitario el número de matronas en el ámbito de la Atención Primaria, y ello en una provincia, Almería, que tiene la mayor tasa de natalidad de toda Andalucía.

El impulso más importante acontecido en Almería en estos últimos años ha sido la puesta en marcha del Hospital Materno—Infantil, denominado en la actualidad *Princesa Leonor*, cuya andadura se inició el 11 de diciembre de 2019. Al año siguiente

—24 de abril— se producía el traslado al mismo del Área de Reproducción Asistida del Hospital y el 16 de junio se estrenaban los paritorios[195]. El centro fue inaugurado el 11 de noviembre de 2020. Se decía entonces que el nuevo Hospital era «*probablemente el mejor materno-infantil de Andalucía y de España*»[196]. La UGC Ginecología y Obstetricia del mencionado Hospital tiene el certificado nivel «*Avanzado*» de la Agencia de Calidad Sanitaria de Andalucía (ACSA) desde octubre de 2021.

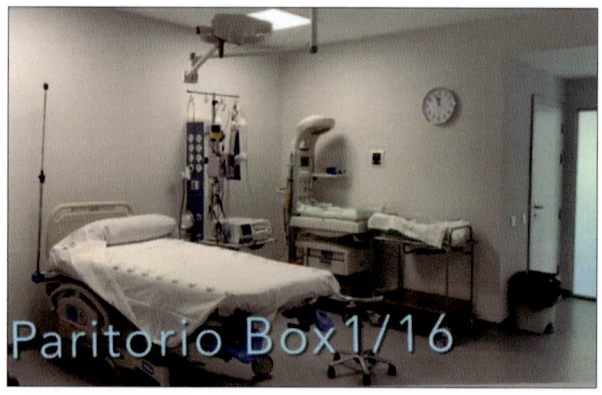

15.9.
El primero de los 16 boxes de que dispone la Unidad de Paritorios del Hospital Materno-Infantil. Gentileza del Hospital Torrecárdenas.

176 Recordemos que Eduardo Pérez Ibáñez fue decano de la Beneficencia provincial y presidente del intento de colegiación en 1895. También en 1907 accedió a la alcaldía de Almería y fue presidente del Colegio de Médicos entre 1913 y 1917. Se dice que fue el primer médico en Almería que practicó una cesárea, según manifestación de su bisnieta María Cassinello, lo que agradecemos. Eduardo Pérez Cano se colegió en 1901. Aparte de decano y presidente del Colegio -entre 1922 y 1926- como su padre, fue director de la Casa de Socorro municipal. En Marín Martínez, P. (2001). *Op. Cit.* Pp 272-273 y 277-278.

177 Recordamos a varios de ellos, como Antonio Beltrán Díaz (Nacimiento), Blas Carrillo Rodríguez (Macael), Rafael Egea Sánchez y Pedro Pérez Llamas (Vélez Rubio), Jerónimo Ortuño Ortega (Huércal-Overa), Joaquín Rodríguez Amérigo (Níjar), Jesús Sánchez Jiménez (Serón), y Antonio Uzurguzaga Iturriaga y Félix Fernández Portal (Cuevas de Almanzora). Archivo de fichas de colegiados del Colegio de Médicos de Almería (1930-1943).

178 Compani Jiménez, J. *Higiene de las madres.* (con prólogo de D. Fidel Fernández Martínez). Almería. Imp. y Pap. Sempere, 1919.

179 En este medio se contaba también con José Jiménez Pérez (Serón), José Fornieles Godoy (Dalías), José Fouquié Soler y Manuel Vega Benedicto (Cuevas de Almanzora), Gabriel González Lupión (Berja), Ángel Guerrero Abellán (Cantoria), Federico Utrera Cuenca (Adra) y Manuel Vidáur Corteberría (Sierro). Archivo de fichas de colegiados (1930-1943). ACMA.

180 Entre enero y marzo de 1928 se registraron 177 casos y 20 defunciones en la provincia. Y entre diciembre de 1932 y enero de 1933 hubo 4 casos y 2 defunciones en la capital y 116 casos y 8 defunciones en la provincia, reflejo de la gran diferencia de atención a los partos en un medio y otro. Datos recogidos en el *BIPH*, publicación mensual en esos años.

181 En noviembre de 1935, la primera vez que aparecen estadísticas de este servicio, hubo 36 consultas, 8 fichas, 36 análisis de orina y 8 de reacción de Wasserman. *BIPH* (101), noviembre, 1935.

182 Cristóbal Gómez Romero asistió a un congreso de ginecología en París, publicando unos comentarios sobre el mismo en el *BIPS de Almería*. 1 (3), diciembre, 1951, pp 65-67 y 70-72.

183 También en la estadística sanitaria que se publicaba en los *BIPS de Almería* entre 1951 (1, 2 y 3) y 1952 (4) se registraban para el primer año señalado 7 casos en la capital y 6 en la provincia y ninguna defunción.

184 Durán Díaz, MD. *El Hospital Real de Santa María Magdalena. Imagen y Memoria.* Almería. Diputación de Almería, 2016, pp 51-55.

185 Martínez Castillo, J. *Enfermedades genitales de la mujer.* Almería. Imprenta Bretones, 1970. *Conductas obstétricas.* Almería. Imprenta Bretones, 1972. Sobre este último escribió José Arigo en *La Voz de Almería*, 26-08-1972.

186 Una imagen de una habitación habitación de dicha maternidad municipal en Santos Zárate se puede ver en el libro *Veinte años de paz en el Movimiento Nacional. Provincia de Almería 1939-1959*. Almería, 1959, p 360.

187 Una imagen de su quirófano se puede contemplar en la monografía titulada *Almería en el camino de la Ordenación Económico-Social*. Almería. Tip. Emilio Orihuela, 1950, p 88.

188 Francisco Ortega Viñolo, que fue médico titular de Lucainena de las Torres y Turrillas entre 1950 y 1962, manifiesta en entrevista de fecha 19-03-2024 que durante este período atendió más de 200 partos. Procuraba para asegurarse el buen curso de los mismos llevar una exploración y seguimiento de las embarazadas y, en caso de presentarse alguna circunstancia que pronosticara un parto complicado, se derivaba la embarazada a la capital. Recuerda que en los primeros años iba a los cortijos en caballería que le facilitaba el marido de la emba-

razada para atender los partos. Ortega Viñolo, durante su último mandato como presidente del Colegio, fue pionero en defender la implantación de los estudios de medicina en Almería.

189 Para mayor información, véase Marín Martínez, P. (1994). *Op. Cit*, p 473-494. Se pueden observar dos gráficos sobre la evolución de la septicemia puerperal en Almería y sus tasas medias quinquenales comparadas con las de España entre 1950 y 1990 (p 488).

190 Recordemos que Elena Gómez Spencer, la primera médica almeriense licenciada en 1930, que no se colegió ni ejerció en Almería, desempeñó la especialidad de obstetricia y ginecología en Tánger (Marruecos) y tuvo gran éxito ya que para la cultura árabe era más aceptado que una mujer musulmana fuera reconocida por una mujer en vez de hacerlo por un hombre. Información de Gloria Téllez en entrevista de fecha 31-12-2023, que vivió en esa ciudad y conoció a su familia, información que le agradecemos.

191 El equipo de la consulta lo completaban María Sanchón Sánchez, enfermera, y M.ª Angustias Vera Ruiz, trabajadora social.

192 Fiol Ruiz, G. y Alonso Aragón, F. (Coord.). *Planificación familiar en Atención Primaria*. Almería.

Servicio de Obstetricia y Ginecología del Complejo Hospitalario Torrecárdenas de Almería. 1998. VVAA. *Conceptos básicos en Obstetricia y Ginecología*. Servicio de Obstetricia y Ginecología del Hospital de Poniente de Almería, 2003. Ramírez Soler, D. *Senología. Valoración y toma de decisiones en Atención Primaria*. Barcelona. Ed. Médica Jims, SL, 2017. Pérez Martínez, JF. *Escuela de pacientes de cáncer de mama*. Lestrame, 2019. Cano Arias, M (Coord) y López González, MF (Edit.). *Siempre en ti. Protocolo de atención integral al duelo prenatal en el Hospital de Poniente*. Almería. Empresa Pública Sanitaria Poniente, 2021.

193 Curiosamente acaba de celebrarse 18 años después el IX congreso en Almería. *Diario de Almería*, 21-10-23.

194 Estos fueron: *Obstetricia Básica para Residentes de Matrona, Obstetricia Avanzada para Residentes de Matrona, Ginecología para Residentes y Urgencias para Residentes*, todos ellos elaborado en 2013. Agradecemos a Fátima Amaya Navarro esta información.

195 *La Voz de Almería*, 17-06-2020.

196 *La Voz de Almería*, 12-11-2020.

16

LA ATENCIÓN A LA SALUD MENTAL

A finales del siglo XIX existían en el Hospital Provincial unas dependencias para «*Axilo de dementes*» en condiciones inhumanas. En 1896 una junta gestora promovió la instalación de un Manicomio. Los enfermos —23 en total— fueron trasladados al mismo en 1898, haciéndose cargo de sus gastos la Diputación Provincial. Salvo el primer año en el que prestó su asistencia la Orden de San Juan de Dios, esta fue asumida desde entonces hasta 1975 por las Hijas de la Caridad, lideradas por **Sor Policarpa Barberia**, superiora hasta su muerte en 1931, y por **Sor Petra Romarategui** con posterioridad, excepto en los años de contienda civil[197].

Hasta inicios de los años veinte **José Gómez Rosende**, médico de la Beneficencia provincial, asumió la dirección. Este, a finales de los años veinte dejó de atender a estos enfermos[198], quedando la asistencia sanitaria durante unos años en manos de los cuidados de las religiosas y de unos pocos enfermeros.

Durante el período de la Dictadura de Primo de Rivera se realizaron varias mejoras que intentaron paliar las grandes deficiencias que existían en el centro, como se expone en una memoria realizada por la Diputación Provincial[199]. Había en el año 1929 un total de 274 enfermos ingresados, habiéndose producido 99 nuevos ingresos en ese año, 22 altas y 12 fallecimientos.

A finales de 1931 tomó posesión, tras aprobar las oposiciones convocadas por el ente provincial, **José Arigo Jiménez** como médico director del Manicomio[200]. Ocupó ese puesto hasta que este se cerró y los enfermos fueron trasladados al nuevo Hospital Psiquiátrico en 1975.

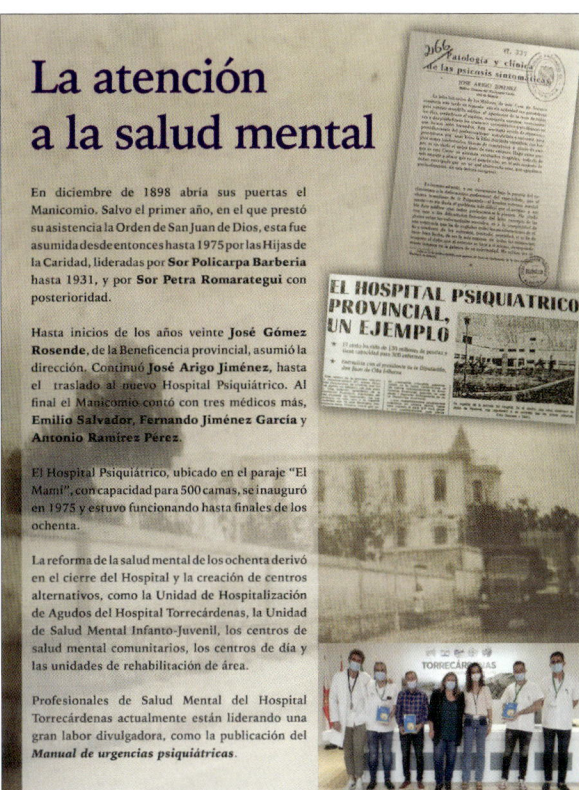

16.1. Panel Nº 16 de la exposición que se realizó en la Universidad de Almería durante el mes de marzo de 2023 sobre la Historia de la medicina almeriense.

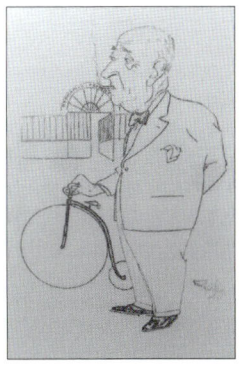

16.2.
Caricatura de José Gómez Rosende, frente a la puerta del Manicomio. Gentileza de su nieto Trino Gómez Ruiz.

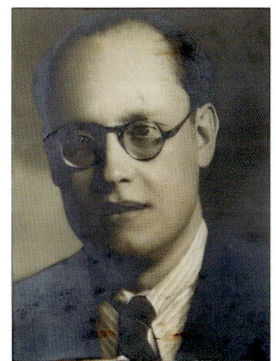

16.3.
José Arigo Jiménez. Ficha de colegiado. AJPS

Con la llegada de la II República hubo una revisión de la situación psiquiátrica nacional con el objetivo de conseguir actualizar la atención a los enfermos mentales conforme a los nuevos conocimientos de la ciencia[201].

A tal efecto, el **Dr. Arigo**, en 1932, realizó una extensa memoria en la que exponía la situación lamentable en la que se encontraba cada una de las dependencias del Manicomio, proponiendo mejoras que debían de ejecutarse en ellas y otras nuevas que los tiempos requerían, a fin de conseguir adaptar el mismo a las exigencias que se indicaban en la nueva normativa.

Una de las primeras gestiones que Arigo intentó hacer fue la de proponer, dada la gran necesidad de espacio que había, que las dependencias de las escuelas que había en el recinto fueran ocupadas por estancias para los enfermos[202]. Esta propuesta no se consiguió entre otros motivos porque las religiosas tenían mucho interés en mantenerlas. Mas tarde, en su afán por mejorar la situación del Manicomio, publicó un artículo en la prensa local donde daba a conocer a la opinión pública el estado en que se encontraba[203].

Durante la guerra civil hubo situaciones de gran penuria y dificultad en el Manicomio, por un lado, porque las religiosas fueron expulsadas del mismo y no volvieron hasta acabada la guerra, por otro, porque la población atendida creció de 300 a 450 enfermos, y, por otro lado, porque la Diputación Provincial atravesó dificultades financieras.

Tras la contienda civil y con la incorporación de las religiosas y del resto del personal separado al inicio de esta, se intentó normalizar la situación a como se encontraba con anterioridad. No obstante, las mejoras en las construcciones que se propusieron en los años treinta no llegaron hasta finales de los cincuenta. En 1945 Arigo publicó **un tr**abajo titulado *Patología y clínica de las psicosis sintomáticas*[204].

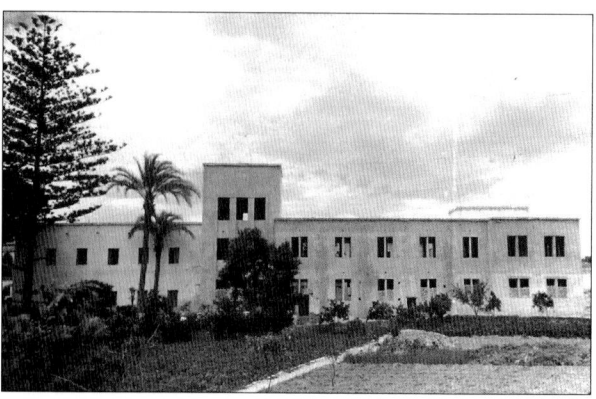

16.4.
Pabellón de servicios centrales del manicomio en 1949, inaugurado el 18 de julio de 1962. Gentileza de Antonio Ramírez Pérez.

Durante este período tras la guerra civil hasta su cierre por el Manicomio pasaron otros tres médicos psiquiatras más, aparte de los cinco o seis que realizaban guardias, **Emilio Salvador Guijosa**, entre 1942 y 1954, **Fernando Jiménez García** y **Antonio Ramírez Pérez,** en los años setenta, quienes continuaron su labor al trasladarse los enfermos al nuevo Hospital Psiquiátrico.

Las dos grandes ausencias que tuvo este período[205] fue la atención a la salud mental infantil, que no llegó hasta finales de 1989 con la creación de la Unidad de Salud Mental Infanto-Juvenil, atendido por el primer psiquiatra infantil que tuvo la provincia, **Joaquín Díaz Atienza**[206], y la falta de atención a los problemas del alcoholismo y las drogodependencias[207].

El traslado de los enfermos del antiguo manicomio al nuevo Hospital Psiquiátrico, ubicado en el paraje «El Mamí» y con capacidad para 500 camas, se realizó en el mes de marzo de 1975 y estuvo funcionando como tal hasta 1995. A él pasó también todo el personal que atendía a estos enfermos, incluida la comunidad de religiosas. Pronto hubo que duplicar el personal que debía atender todos los servicios del nuevo centro.

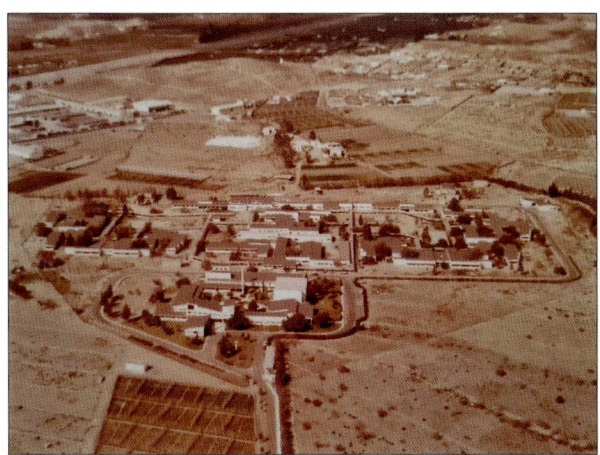

16.5.
Vista aérea del Hospital Psiquiátrico de Almería. Gentileza de
Domingo Díaz del Peral.

Tras este traslado se hizo cargo de la dirección facultativa **Fernando Jiménez García**[208], que estuvo en esa tarea hasta 1981. Durante estos años y los siguientes trabajaron y se formaron como psiquiatras muchos médicos que entraron como becarios. La primera mujer que se incorporó al equipo como psiquiatra fue **Concepción Barceló Molina**[209]. A partir de 1981 fue nombrado director del Hospital **Joaquín Mezquita Blanco**[210].

La idea de la necesidad de una reforma sanitaria en España se manifestaba de tarde en tarde en la prensa local, movidos por la corriente de la «antipsiquiatría»[211]. En esos años también se organizaron en Almería conferencias y mesas redondas en favor de dar a conocer la realidad de la enfermedad mental y sus posibilidades de atención y curación[212]. Esa reforma se plasmó formalmente en 1984 con la creación del Instituto Andaluz de Salud Mental (IASAM).

El primer gerente provincial del IASAM en Almería fue **Joaquín Mezquita Blanco**[213], nombrado en 1986. Le siguió en esta tarea **Amalia Tesoro Amate**[214], quien estuvo al frente del mismo hasta 1992. Esta reforma derivó en el cierre del Hospital Psiquiátrico y en la creación de centros alternativos, como la Unidad de Agudos del Hospital Torrecárdenas, la Unidad de Salud Mental Infanto-Juvenil, los centros de salud mental comunitarios, los centros de día, las comunidades terapéuticas y las unidades de rehabilitación.

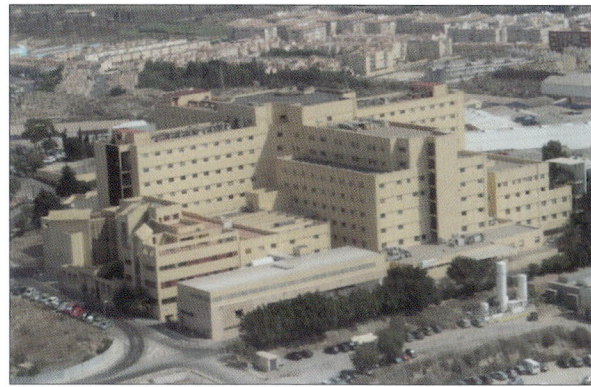

16.6.
El Hospital Torrecárdenas donde se puede observar a la izquierda la
Unidad de Agudos de Salud Mental.

Fue el 1 de abril de 1992 cuando los enfermos de la unidad de agudos del Hospital Psiquiátrico fueron trasladados al nuevo pabellón de agudos de salud mental del Hospital Torrecárdenas. También se trasladaron con ellos las urgencias de salud mental. Quedaba entonces en el Psiquiátrico sólo la Unidad de Rehabilitación, que estaba previsto también que desapareciera con la incorporación de estos pacientes en pisos supervisados o pasar a otras instituciones de Servicios Sociales. A primeros de agosto de 1995 fue cuando abandonaron el Hospital Psiquiátrico los 11 últimos pacientes que quedaban ingresados, trasladándose estos a una comunidad terapéutica. En este proceso jugó un papel importante la *Fundación andaluza para la integración social del enfermo mental* (FAISEM), que nació en 1993 y aún continúa.

Con posterioridad, cada una de las tres áreas hospitalarias de la provincia coordinó sus recursos, aunque los centros de salud mental comunitaria de El Ejido y Roquetas de Mar continuaron coordinándose desde el Área de Salud Mental del Hospital Torrecárdenas, a cuyo frente se encontró durante varios años **Domingo Díaz del Peral**. Este estuvo como coordinador y, más tarde, como director de la Unidad de Salud Mental del Área Hospitalaria Torrecárdenas entre 1998 y 2021[215].

Almería, al ser la provincia que a finales del siglo pasado y en los primeros lustros de este ha tenido con mayor fuerza el fenómeno migratorio de toda Andalucía, ha sido protagonista en el abordaje de la salud mental de esta población, publicándose diferentes monografías sobre el tema[216].

La construcción y puesta en marcha del Hospital Materno-Infantil ha posibilitado disponer de unas nuevas dependencias tanto para la Unidad de hospitalización de Salud Mental Infanto-Juvenil como para la de Adultos del Hospital, tras una estancia temporal de esta en el Hospital de Cruz Roja de Almería.

Varios profesionales de Salud Mental del Hospital Torrecárdenas recientemente han liderado una labor formativa y divulgadora muy importante, como ha sido la publicación del *Manual de urgencias psiquiátricas*[217], dirigida por **Santiago López Galán**, en la que han intervenido como coordinadores otros profesionales de salud mental de la provincia (*La presentación del mismo se recoge en la fotografía a color del panel que introduce el capítulo*).

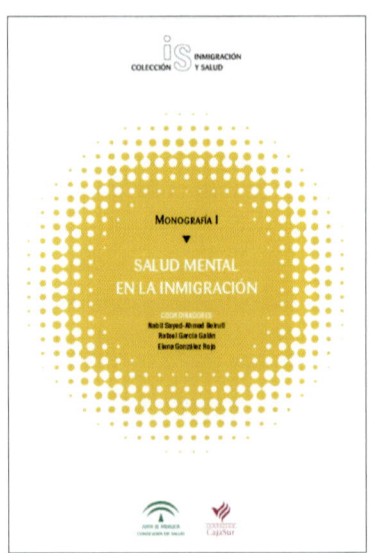

16.7.
Monografía en la que participa como coordinador Nabil Sayed-Almad Beiruti. EASP. Granada. 2008.

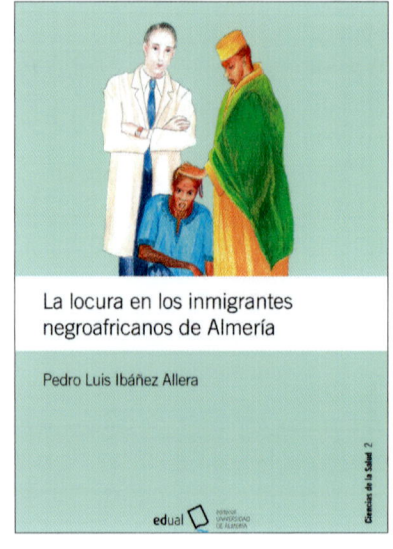

16.8
Monografía de Pedro Luis Ibáñez Allera. Ed. Universidad de Almería. 2017.

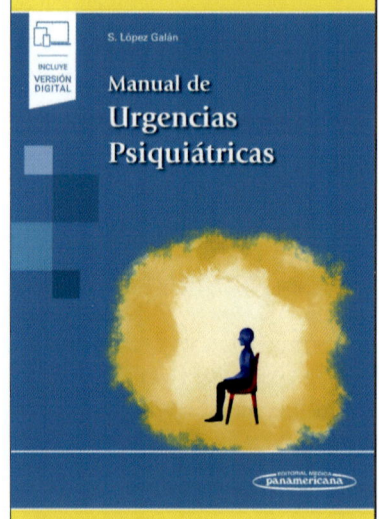

16.9.
Manual de Urgencias Psiquiátricas, dirigido por el psiquiatra Santiago López Galán y coordinado entre otros por Stéfano Goretti, Isabel López Seracho, Miguel Soto Ontoso y Alma Martínez de Salazar Arboleas. Editorial Médica Panamericana. 2023.

197 Información detallada sobre la historia del Manicomio de Almería se puede consultar en Marín Martínez, P. «La Diputación Provincial de Almería y sus competencias en Sanidad». En *REAL (Revista de Estudios Almerienses)*. Monográfico: 200 años de la creación de la provincia y la Diputación de Almería. Almería, IEA, 2024. pp 192-200.

198 *La Crónica Meridional*, 01-05-1925. La última referencia que hemos encontrado en la prensa sobre su actividad como director del Manicomio, ya que reclamaba a la Diputación un aumento de la gratificación por ello. No obstante, continuó hasta al menos 1928 asistiendo a reuniones de la Junta Provincial de Sanidad como decano de la Beneficencia Provincial y en 1930 enviaba unos cuestionarios a la Liga de Higiene Mental (*Pueblo*, 30-04-1930).

199 *Provincia de Almería. Cinco años del nuevo régimen*. Almería. Imp. Emilio Orihuela, 1929, pp 19-20.

200 *La Crónica Meridional*, 23-12-1931.

201 Precisamente, en 1932 se celebró en Granada la V Reunión de la Asociación Española de Neuropsiquiatría y VI Asamblea de la Liga Española de Higiene Mental, de la que fue secretario Juan Antonio Torres López (Vera, 1896; Granada, 1959). En *Actualidad Médica*. (37), 1959, pp 821-836.

202 Escrito de José Arigo de fecha 16-01-1933 dirigido al director de los establecimientos provinciales de Beneficencia. Hoja suelta junto a su *Memoria sobre el estado y organización actuales del Manicomio Provincial de Almería y datos para su reorganización y adaptación a las necesidades de la provincia y a las normas de la moderna psiquiatría*. 1932. Texto de 72 páginas mecanografiado, facilitado por Antonio Ramírez Pérez, a quien lo agradecemos.

203 *Diario de Almería*, 01-11-1934.

204 Publicado junto con otras conferencias dadas en la Casa de Socorro de Almería en *Jueves Médico*. Curso 1945-46. Almería, Imprenta Saturno Campoy, ca 1946, pp 5-35. *BINS*.

205 Más información sobre la atención a la salud mental durante el período franquista y el de transición democrática se puede consultar en Marín Martínez, P. (1994). *Op. Cit.*, pp 533-569.

206 Recordemos que la primera médica colegiada en Almería, Isabel Téllez Molina, que lo hizo en 1939 y se autoexilió en 1948 a Venezuela, se dedico a la docencia y a la psiquiatría infantil. El equipo estaba conformado inicialmente por él, una psicóloga, María José Olmedo Guarnido, una enfermera, Rosa Díaz Dazcueña, una trabajadora social, María Isabel Morales Pedrosa, una auxiliar de clínica, Paqui Cobo, y una administrativa, Regina López Gibaja. Agradecemos a Antonia Torres Salvador, actual enfermera de la Unidad, esta información. En 1999 se creó de forma pionera en Andalucía la Unidad de hospitalización y el Hospital de día para este grupo de población.

207 En 1986, impulsado por la Junta de Andalucía, la Diputación Provincial creó el *Centro Provincial de Drogodependencias*, el primero de Andalucía, que actualmente continúa, ahora con la denominación *Servicio Provincial de Drogodependencias y Adicciones*. Para más información, véase: Marín Martínez, P. (2024). *Op. Cit.*, p 203-206.

208 El 27 de abril de 2007 ingresó en la Real Academia de Medicina de Andalucía Oriental con el discurso «Angustia y culpa en psicopatología». El 10 de marzo de 2023 se le hizo un homenaje «*In memoriam*» en la misma.

209 Posteriormente lo hicieron Isabel Sáez Ramos, que fue desde 1983 hasta 1992 presidenta de la *Asociación para la Defensa de la Sanidad Pública*, María del Pilar Blánquez, Ana Pilar Chinchilla y Rosa Soler.

210 Realizó una tesis doctoral titulada *Estudio de los resultados de rehabilitación en una muestra de 303 enfermos psiquiátricos crónicos hospitalizados*, bajo la dirección de Carlos Ruiz Ogara, catedrático de Psiquiatría de la Facultad de Medicina de Granada, en 1981.

211 *La Voz de Almería*, 27-11-1976, 11-06-1978, 25-01-1983, 22-07-1983 y 20-09-1983, este último del Dr. Joaquín Mezquita.

212 *La Voz de Almería*, 14-05-1976 y 13-05-1979. Ambas actividades presentadas y dirigidas por Fernando Jiménez.

213 En 1974 publicó como director el único número que salió a la luz de la revista *Folia Psiquiátrica Internacional*. A pesar de las varias gestiones que hemos realizado no hemos podido localizarla.

214 En 1993, siendo ya jefa del Servicio del Hospital de Poniente, aparece como segunda coordinadora de la monografía *Mujer y salud mental: mitos y realidades*. Madrid. Asociación Española de Neuropsiquiatría, 1993.

215 Durante este período participó en la organización de las *Jornadas Almerienses de Salud Mental de Almería*, llegando en 2021 a la vigésima edición, e impulsó la atención psiquiátrica en Atención Primaria y la participación de las asociaciones para la promoción de la salud mental. Promovió varias actividades para que Almería fuera una *«tierra sin estigmas»*, cooperando en la exportación de modelo almeriense de atención a la salud mental a Uruguay.

216 Así, se elaboró una monografía, coordinada por Nabil Sayed-Ahmad Beiruti, Rafael García Galán y Elena González Rojo, titulada *Salud mental en la inmigración*. Granada. EASP, 2008; y el documento coordinado por el primer autor mencionado anteriormente titulado *Programa de Atención a la población inmigrante en Salud Mental (PAPI-SM)*. Sevilla. Servicio Andaluz de Salud, 2012. También se publicaron dos monografías de Pedro Luis Ibáñez Allera, director de la Unidad de Salud Mental del Hospital de Poniente, tituladas *La enfermedad mental en inmigrantes subsaharianos. Una mirada antropológica desde el sur de España*. Almería. UAL, 2015; y *La locura en los inmigrantes negroafricanos de Almería*. Almería. UAL, 2017.

217 Esta publicación es la base del diploma de *Experto en Urgencias Psiquiátricas* que oferta la Universidad de Barcelona con el patrocinio de la Editorial Panamericana, del que es director el coordinador de la publicación, quien es autor además de doce libros sobre psiquiatría, que están teniendo una difusión muy importante en Latinoamérica. Todos ellos fueron mostrados en la exposición de la UAL Sus títulos aparecen en la bibliografía.

17

EL MEDIO AMBIENTE Y LA SALUD

Las condiciones del medio ambiente y la salud están íntimamente relacionadas. Ya, desde el siglo XIX eran frecuentes las críticas que se hacían en la prensa local acerca de las condiciones insalubres que había en la ciudad de Almería[218].

En 1885, coincidiendo con la última epidemia de cólera en la provincia, el Ayuntamiento capitalino creó el laboratorio micrográfico, siendo su primer director **José Domenech Sáez**. Este médico municipal, que ya había realizado una topografía médica sobre Cuevas de Almanzora en su anterior destino —*como recordamos en el capítulo 9*—, va a comenzar en Almería a investigar y a publicar artículos relacionados tanto con las circunstancias ambientales benignas de la ciudad como las sociales adversas para comprender distintas patologías que invadían la capital, como ocurrió en en 1884 con la difteria, cuyo texto podríamos considerarlo como el primer documento sobre medicina social referido a la ciudad de Almería[219].

Coincidía también que en esa misma fecha de 1885, se convocaba, siguiendo las directrices de la Dirección General de Beneficencia y Sanidad, una plaza de médico-inspector de salubridad pública, a la que opositó el propio codirector de la revista *La Voz Médica*, **Eduardo Idáñez Domínguez**, quien hasta entonces la había ocupado con pequeños intervalos desde su creación[220].

En los primeros años del siglo XX en el *Boletín del Colegio de Médicos de Almería* fueron frecuentes los artículos relacionados con la salubridad de Almería. Uno de los que más escribieron sobre estos temas fue **José Rocafull de Montes**, que formó parte de una comisión nombrada por el Ayuntamiento de Almería para informar sobre la higiene de Almería y sus necesidades[221].

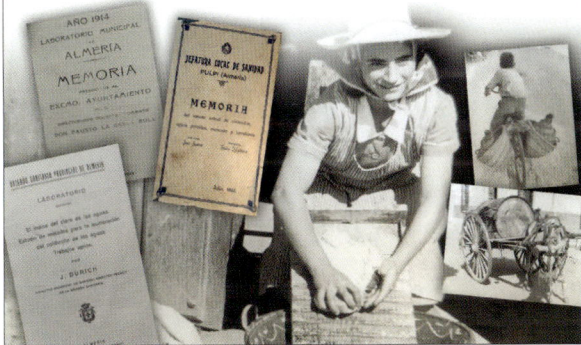

Medio ambiente y salud. Pulpí (1955).

Las condiciones del medio ambiente y la salud están íntimamente relacionadas, y ya desde el siglo XIX eran frecuentes las críticas que se hacían en la prensa acerca de las condiciones insalubres de la ciudad de Almería.

Hasta los cincuenta del siglo pasado, disponer de suficiente agua potable era difícil en muchas localidades de la provincia. En la década de los sesenta y setenta se realizaron la mayoría de las redes de abastecimiento de los pueblos, no siempre acompañadas de las de saneamiento y depuración, que llegarían más tarde. Estas circunstancias favorecieron que Almería destacara en casos de fiebre tifoidea.

El incipiente turismo exigía estas mejoras en infraestructuras sanitarias y el debate político en la transición democrática promovió las inversiones necesarias.

Un ejemplo de cómo era la situación sanitaria en la provincia a mediados de los años cincuenta del siglo pasado lo podemos ver en la *Memoria del estado actual de viviendas, aguas potables, mercado y lavadero* de Pulpí en 1955, elaborada por el jefe local de sanidad, **José Juárez**, acompañada por 56 fotografías de **Pedro Martínez**, que fue presentada en un congreso internacional de historia de la medicina en Granada en 1992.

17.1.
Panel Nº 17 de la exposición que se realizó en la Universidad de Almería durante el mes de marzo de 2023 sobre la Historia de la medicina almeriense.

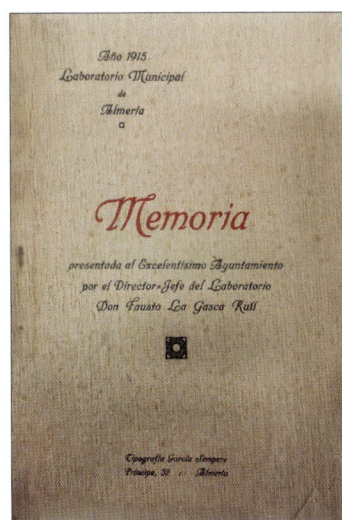

17.2.
Memoria del Laboratorio Municipal de Almería de 1915, elaborada por Fausto Lagasca Rull. AMA.

Otro médico que escribió sobre el tema fue **Eduardo Pérez Cano**, que elaboró una obra titulada «El medio ambiente transmite las enfermedades», y que fue premiada por los Juegos Florales de la ciudad[222]. Podemos considerar esta obra el primer texto de microbiología relacionado con las enfermedades humanas causadas por el medio ambiente de Almería.

Por otro lado, varias de las memorias que se publicaron en los primeros años del siglo XX por parte del laboratorio municipal del Ayuntamiento de Almería, siendo su director **Fausto Lagasca Rull**, abundaban en el problema del abastecimiento de las aguas de la ciudad y en la ausencia de su red de alcantarillado. Entonces de él dependía el parque de desinfección de la ciudad[223].

La Inspección Provincial de Higiene montó en 1924 un laboratorio, que se ubicó junto con otros medios, que constituían lo que se llamó Brigada Sanitaria Provincial, en un edificio de la plaza Marín, hoy día aún en pie.

En su primera monografía, obra del **Juan Durich**, el inspector provincial, titulada *El índice del cloro de las aguas...*, ya se reflejaba la preocupación que había en la capital con las aguas de abastecimiento público y la falta de alcantarillado, además de hacerlo en otros artículos[224]. Posteriormente trató temas de higiene rural quien le sustituyó en el cargo en 1927, **Andrés López Prior**[225].

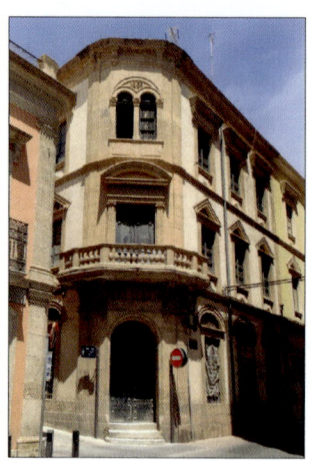

17.3.

Edificio en la plaza Marín donde la Inspección Provincial de Sanidad instaló la Brigada Sanitaria provincial y su laboratorio en 1924.

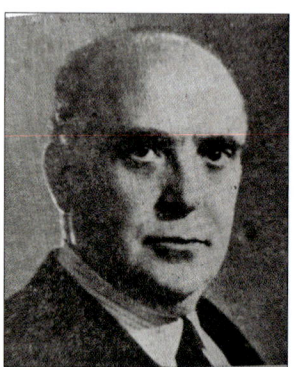

17.4.

Andrés López Prior. jefe de la IPS desde 1926 hasta 1932. En BIPS de Almería, II (1), marzo, 1952.

También hemos encontrado varios artículos sobre el tema de la pluma de **Manuel Mateo Martorell**, jefe de la sección de química de la mencionada Inspección[226]. Esta, en el año 1928, se trasladó al Paseo del Príncipe, número 1, disponiendo además de otras dependencias donde se encontraba el Parque de Desinfección. También en las memorias y en los informes de los inspectores municipales de sanidad de la ciudad de esta época se hacía mención a los aspectos relacionados con la salubridad de la misma[227].

La situación de las viviendas en la ciudad de Almería en la posguerra queda descrita y recogida en la memoria que el propio régimen elaboró al respecto, donde había una gran necesidad de ellas, existiendo en los barrios periféricos de la ciudad multitud de cuevas insalubres[228].

En el *Boletín del Instituto Provincial de Sanidad*, editado entre 1951 y 1952, también se recoge algún artículo relacionado con el saneamiento. Así, nos llama la atención el que trata sobre *las fosas sépticas*, elaborado por **Antonio Oliveros Ruiz**, jefe de bacteriología del Instituto[229].

Hasta los cincuenta del siglo pasado el disponer de agua potable y suficiente era difícil en muchas localidades de la provincia, especialmente en la capital, donde eran escasas las fuentes de suministro. En la década de los sesenta y setenta se realizaron la mayoría de redes de abastecimiento de los pueblos. A mediados de los setenta se llevó a cabo la red de saneamiento de la capital, llegando más tarde la depuración de sus aguas. Estas circunstancias sobre la deficiente o nula potabilización de las aguas de consumo y la falta de tratamiento de las residuales favorecieron que Almería destacara en casos de fiebre tifoidea, como se puede observar en la ilustración adjunta que incluye dos gráficos.

Además, en todos los Consejos Económico-Sociales que durante el período franquista se celebraron, la exposición de las deficiencias existentes al respecto en cada una de las localidades y sus demandas para solucionarse fueron una constante en todos ellos. Se puede concluir para este período que el Régimen era consciente de estas deficiencias pero que no había medios para poder dar solución a todas ellas[230].

Con la llegada del incipiente turismo en los años sesenta se tomó interés por ofrecer al mismo unas infraestructuras sanitarias adecuadas. Así, en 1964 se inició por parte de la Jefatura Provincial de Sanidad la Campaña de vigilancia sanitaria de las playas. También a mediados de los sesenta hacía referencia entonces a un Plan Nacional de Abastecimiento de Aguas.

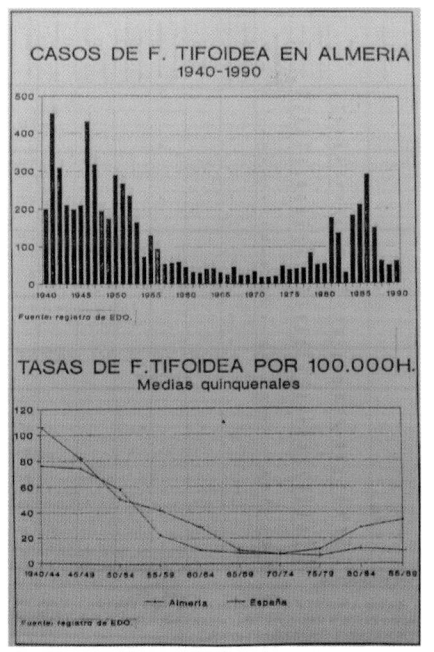

17.5.

Casos y tasas de fiebre tifoidea en Almería y España. 1940-1990. *Hoja Epidemiológica de Almería.* Año 4, N.º 2 (1993).

Para garantizar la calidad de las aguas de consumo por parte de este ente provincial se insistía en la necesidad de instalar cloradores en los depósitos de distribución de la misma, entre otros motivos —se argumentaba— para evitar la propagación de brotes de cólera. Pero también estas deficiencias sanitarias se relacionaban con el tracoma, ante la dificultad para conseguir una higiene personal, o con la poliomielitis, donde como hemos podido apreciar en el apartado de atención a la infancia, Almería destacaba en su incidencia.

En 1974 aún había 25 pueblos que no disponían de depósito regulador de agua, por lo que no podía asegurarse ningún tipo de cloración. La situación en la ciudad era tan lamentable entonces que en el *V Pleno del Consejo Económico Social Sindical Provincial,* celebrado en ese año, esta era calificada como «*una inmensa cloaca*»[231].

En 1980 el entonces Ministerio de Sanidad y Seguridad Social estableció una Red Nacional de Vigilancia de las Playas. Y, ya, con las transferencias delegadas a la comunidad autónoma pocos años después, la Consejería de Salud y Consumo aprobaba el Programa de Vigilancia Sanitaria de Playas y Zonas costeras.

Fue en el período de transición democrática cuando finalmente la ciudad de Almería pudo contar con una red de alcantarillado y una depuradora de sus aguas, que se ubicó en la zona de Costacabana, lo que también ocasionó importantes problemas medioambientales. El turismo exigía constantes mejoras en las infraestructuras sanitarias de las localidades de la provincia, especialmente de las del litoral, y el debate político en la transición democrática facilitó las inversiones necesarias.

Un ejemplo de cómo era la situación sanitaria en la provincia a mediados de los años cincuenta del siglo pasado lo podemos observar en la *Memoria del estado actual de viviendas, aguas potables, mercado y lavadero* de Pulpí en 1955, documento elaborado por el jefe local de sanidad, **Jose Juárez Quesada**, acompañado por 56 fotografías, autoría de **Pedro Martínez Rodríguez**, memoria que fue mostrada en un congreso internacional de historia de la medicina en Granada en 1992 y presentada en una exposición en Pulpí recientemente, en 2021[232]. En 1987, la Consejería de Salud realizó un informe sobre el saneamiento ambiental urbano, donde se analizaba el abastecimiento de agua, el saneamiento y los residuos sólidos, cuyos resultados gráficos referidos a Almería se representan en el mapa adjunto. Esta información reflejaba que aún entonces, tras unos años de gestión autonómica, aun existían importantes factores de riesgo ambiental para la salud en muchas localidades de la provincia[233].

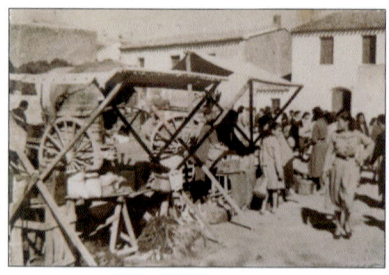 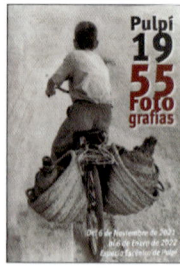

17.6. Escena del Mercado de abastos. Una de las fotografías de la Memoria de Pulpí. 1955.

17.7. Portada del folleto alusivo a la exposición que sobre la Memoria referida se hizo en Pulpí en 2021.

Conseguir una calidad de las aguas de Almería destinadas al consumo humano continúa siendo un tema preocupante en la actualidad ya que, a la falta crónica de este fundamental elemento para cubrir las necesidades de la población se unen las necesidades de agua para su utilización en la agricultura, y todo ello en una provincia donde este recurso es escaso. En ocasiones es difícil conseguir cumplir con la legislación sanitaria al respecto porque la única agua disponible en algunas localidades no cumple con todos los parámetros de calidad requeridos. Por ello hay que recurrir a otros recursos alternativos, como son las desaladoras[234].

Por último, queremos hacer mención al interés que en la actualidad está teniendo el estudio de los vectores —especialmente los mosquitos y los caracoles— en nuestra provincia, ya que, dada la presencia de enfermedades importadas en Almería, como ocurre con el paludismo o la esquistosomiasis, podría existir la posibilidad teórica de que esos hospedadores intermediarios fueran adecuados para completar el ciclo vital de los parásitos que ocasionan las enfermedades indicadas, como ha ocurrido en algunos otros lugares de Europa donde ha habido una transmisión autóctona del paludismo en lugares donde este se encontraba erradicado. Varios proyectos de investigación al respecto hay en marcha, en los que interviene de forma destacada la Unidad de Medicina Tropical existente en el Hospital de Poniente, cuyo director, **Joaquín Salas Coronas**, es el investigador principal de estos[235].

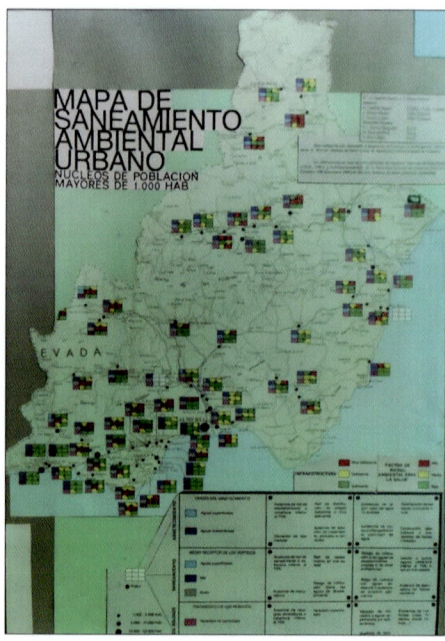

17.8. Mapa de saneamiento ambiental urbano en municipios de Almería mayores de 1.000 habitantes. 1987. Recomposición propia del mapa de Andalucía. Mapa que formaba parte del póster presentado en la VII Jornadas de Salud Pública y Administración Sanitaria. Granada. EASP, 1992, p 4.

NOTAS

218 Gómez Díaz, D. *Op. Cit.*

219 Domenech Sáez, F. «La Difteria en Almería». En *La Voz Médica*. Año I, 1, enero, 1984, pp 6-12. En él menciona que la ciudad de Almería *es, bajo el concepto higiénico, una de las mejores de España.* También continuó con el mismo tema en el N.º 2, febrero, pp 33-39, en el N.º 3, marzo, pp 67-71, en el N.º 4, abril, pp 117-121, y en el N.º 5, mayo, pp 132-135. Meses después, en la misma publicación, bajo el título «Ligeros apuntes para la topografía físico-médica de Almería», describe las bondades de Almería definiendo de nuevo la ciudad por su clima como *«una de las mejores localidades que se conocen, en la que seguramente hallarían el completo restablecimiento de su pérdida o quebrantada salud muchos individuos…»* aunque reclama mejoras en cuanto a la calidad y cantidad de agua suministrada. Año II. N.º 15, marzo, 1885, pp 459-463.

220 *La Voz Médica*. Año II, N.º 16, abril, 1885, p 518. Participó en dicha revista con siete artículos, dos referidos al cólera, como «El aislamiento en el cólera», N.º 10, octubre, 1884, pp 289-292, y «Su etiología», N.º 2, febrero, 1884, 53-55; o sobre el arbolado, como «Higiene del arbolado I», N.º 1, enero, 1884, pp 13-20, y «II», N.º 3, marzo, 1884, 75-79. También promovió la colegiación médica (N.º 6, junio, 1884, pp 161-163). Además, participó en el Ateneo de la capital en 1888, disertando sobre *la influencia de la mujer en la regeneración social y sobre la educación física.* Aparte, colaboró en la comisión ciudadana para recabar fondos con motivo de las inundaciones sufridas en Almería en septiembre de 1891, y erigir un monumento en recuerdo de los damnificados, la «estatua de la caridad», escultura que aún hoy podemos contemplar.

221 Además de él conformaban la misma José Pérez López, Francisco J. Cervantes y Antonio Fernández Palacios. *BCMA*, 28, febrero, 1904, pp 8-12. Su primer trabajo en el *BCMA*, donde escribió en casi todos los números de estos primeros años, fue en el número 2 -(Nov. 1902), pp 3-6- titulado «Higiene de Almería».

222 El texto completo se reproducen en el *BCMA*, 70, agosto, 1907, pp 2-45. Y un artículo denominado *Coliformes en las aguas de Almería,* fue publicado en el *BIPH* (3ª época), 3, febrero, 1927.

223 Disponemos de dos memorias correspondientes a los años 1914 y 1915, elaboradas por su director, ambas con el mismo título: *Laboratorio Municipal de Almería. Memoria.* Almería, Tip. García Sempere. También este aportó su conocimiento al problema que tenía la exportación de la uva con la mosca mediterránea en 1925, escribiendo un extenso artículo titulado «Contribución al estudio de la «Ceratitis Capitata»». *BCMA*, 58, abril, 1925, pp 49-60.

224 *BCMA* (2ª época), 55, enero, 1926, pp 1-3, y 56, febrero, 1926, pp 23-24.

225 *BCMA* (3º época), 2, enero, 1927, pp 13-15.

226 *BCMA,* 9, agosto,1927,, p 69, y 11, octubre, 1927, p 81 y 83.

227 Así, encontramos los correspondientes a Eugenio Peralta Alférez, Antonio Llebrés, Alberto Berdejo o Juan Antonio Martínez Limones en los informes aparecidos en los *BCMA* de junio, agosto y septiembre (este con dos) de 1928 respectivamente. También en el de junio de 1929 se recoge la *Memoria de la campaña desarrollada por la Brigada de Desinfección del Instituto Provincial de Higiene contra el tifus exantemático de Garrucha*, pp 242-245.

228 «Las cuevas de Almería». *Informe de la Jefatura Provincial de la FET y de las JONS.* Almería. 1943. HDP.

229 *BIPS*, 4, diciembre, 1951, pp 81-84 y 98.

230 Más información sobre medio ambiente en esta época podemos consultarla en Marín Martínez, P (1994). *Op. Cit.* , pp 571-609.

231 *V Pleno del Consejo Económico Social Sindical Provincial. Almería. 1974.* Madrid. 1975.

232 Marín Martínez, P. «La salubridad en Almería: testimonio de una época». En Carrillo, JL, Olagüe de Ros, G. (Ed.). *Actas del XXXIII Congreso*

Internacional de Historia de la Medicina. Grana-da-Sevilla, 1-6 Septiembre, 1992. Sociedad Española de Historia de la Medicina. Sevilla. 1994, También presentada esta temática en Marín Martínez, P. «La salubridad local en Almería. Pasado y presente». En VII Jornadas de Salud Pública y Administración Sanitaria. Granada, EASP, 1992, p 4. . El póster que se elaboró entonces fue mostrado en la exposición de la UAL.

233 Castillo Martín, A, Picazo Muñoz, J, Incarti López, C. *Andalucía. Mapa de saneamiento ambiental urbano.* (Sevilla). Servicio Andaluz de Salud. 1991.

234 Actualmente en Almería hay tres, la de Almería, la de Carboneras y la de Balerma (El Ejido). Existe una página Web en el Ministerio de Sanidad donde se puede obtener información acerca de la calidad de las aguas de consumo en cualquier municipio de España (https://sinac.sanidad.gob.es/SinacV2/index.html).

235 Uno de estos proyectos de investigación, aprobado en la convocatoria del Ministerio de Ciencia e Innovación de 2022 es el denominado *Evaluación del riesgo de reintroducción de la malaria en el sur de España mediante el estudio de los determinantes vectoriales y parasitarios* (Expte. Nº PI22/00351).

18

EL TRACOMA

Si ha habido una patología que se ha relacionado durante muchos años estrechamente con Almería esta ha sido el tracoma, enfermedad infectocontagiosa vinculada con la falta de higiene en los hogares.

Como precursor que trató y estudió esta patología podemos mencionar a **José Rocafull de Montes**, quien en 1884 ya hablaba de la conjuntivitis linfática que observaba con frecuencia en su consulta. Al describirla no se conocía quizás que se trataba de una enfermedad infecto-contagiosa[236].

A principios el siglo XX fueron varios los médicos almerienses que se dedicaron a la oftalmología, aunque entonces algunos de ellos compatibilizaban esta especialidad con la de medicina general u otra, quizás movidos por la necesidad que observaban en Almería de poder tratar tantos enfermos afectados por el tracoma. Así, el primero en este período en aparecer como tal fue **Miguel García Algarra**[237], quien aparte de médico de la beneficencia municipal ejerció como oculista. Le siguieron en esta senda **Rafael Aráez Pacheco**[238] y **Juan Vicente Esteban Blanes**[239], ambos atendían en 1927 uno de los dispensarios antitracomatosos de la ciudad, el de la calle León, en el barrio Alto.

Fue a partir de incorporarse el oculista de la Beneficencia Provincial **Manuel Marín Amat**[240] al Hospital Provincial en 1909 cuando se inició una atención importante a esta enfermedad. Y fue este médico quien a lo largo de sus años en ese puesto publicó dos monografías. Una de ellas vio la luz en 1910, *Enfermos asistidos y operaciones practicadas en el servicio oftalmológico del Hospital Provincial de Almería*. La otra fue en 1918 con un análisis

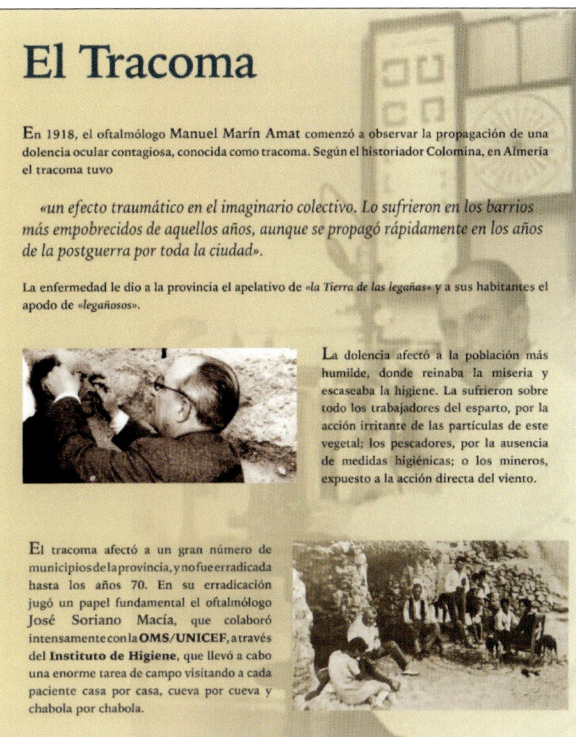

18.1.

Panel Nº 18 de la exposición que se realizó en la Universidad de Almería durante el mes de marzo de 2023 sobre la Historia de la medicina almeriense.

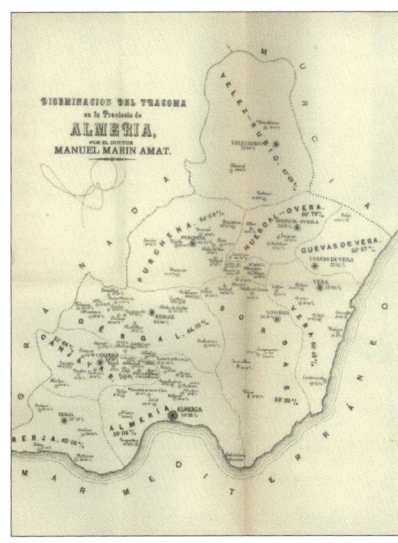

18.2.

Primer mapa donde se expone la situación del tracoma en Almería en la monografía de 1918 de Manuel Marín Amat. Agradecemos a Diomedes Parra Rodríguez su reproducción.

temporal y provincial más extenso donde aparece un mapa de la distribución del tracoma en Almería (Quizás sea ésta la primera vez en la que aparece un mapa representativo de una enfermedad en la provincia), *Tracoma. Estudio de clínica y laboratorio con un esbozo de geografía tracomatosa de la provincia de Almería*[241]. Su hijo, **Enrique Marín Enciso,** en los años treinta trabajó en las campañas contra el tracoma en Almería en un equipo volante dependiente de la Junta Central Antitracomatosa[242].

El tracoma en Almería continuó dando mucho quehacer, cuya actividad se ha ido recogiendo en distintas memorias elaboradas en Almería e incorporando nuevos médicos a la causa. Así, **José Cordero Soroa**, que fue oculista de la Compañía de Ferrocarriles Andaluces y atendía la consulta antitracomatosa en la casa de socorro municipal «La Obrera», publicó en 1923 un artículo en una revista internacional sobre *Profilaxis del Tracoma*[243]. En estos años hubo otro médico que destacó en este terreno, **Antonio Campoy Ibáñez**, quien escribió dos artículos sobre la campaña antitracomatosa en Almería y aportó estadísticas de su incidencia en Almería entre 1922 y 1926[244]. Al año siguiente presentó un nuevo tratamiento sobre el tracoma y en 1929 publicó el libro *Contribución al estudio etiológico del tracoma*. Fue director del dispensario antitracomatoso municipal[245]. Aparte, aparece en el escenario un nuevo oculista, **Antonio Fornieles Ulibarri**, quien a su costa mantuvo desde 1928 dos dispensarios antitracomatosos, uno en la Plaza Pavía y otro en el Barrio Alto[246].

Además, en los años veinte y treinta del siglo pasado el tema del tracoma continuó manifestándose en los *boletines del Colegio de Médicos de Almería* y fueron muchos los médicos de la provincia que se incorporaron a su tratamiento, varios de ellos ubicados en los pueblos[247]. Podemos ya ver instalados en la capital a **Venancio Ortiz de Lanzagorta**[248], que pasó después a los Servicios Centrales de la lucha

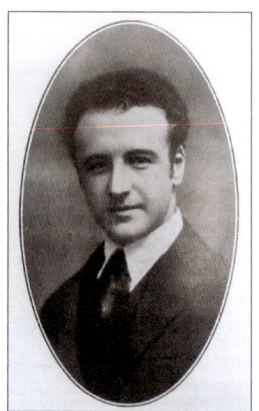

18.3.
Antonio Campoy Ibáñez. En Almería Gráfica. 1927.

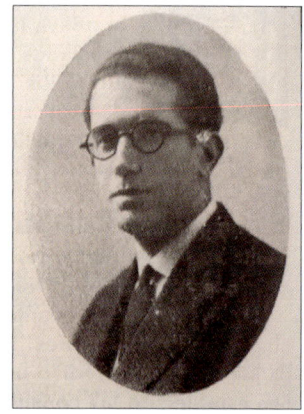

18.4.
Antonio Fornieles Ulibarri. En Anuario de la Prensa. Fiestas Agosto. 1931.

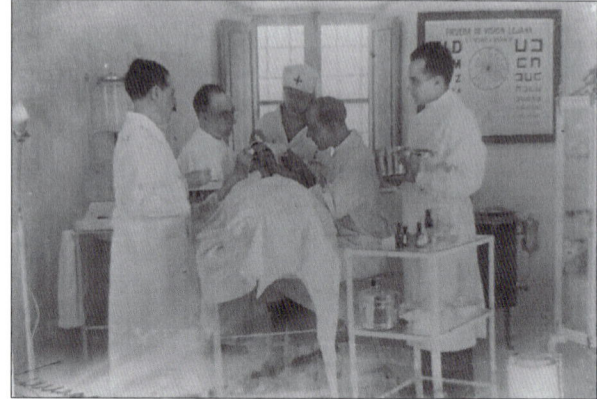

18.5.
Intervención de un afectado de tracoma en el Dispensario de Mojácar, que se inauguró el 16 de septiembre de 1932. AJPS.

contra el tracoma en Madrid, **Manuel Gázquez Gómez,** que estuvo con anterioridad en Berja, **Carlos Basserot Carrillo**, director en 1932 del Dispensario Antitracomatoso de Almería, continuando en la posguerra en la Jefatura Provincial de Sanidad, y **José Soriano Maciá**[249].

En los pueblos encontramos a **Lucio Jiménez Pérez** en Serón, **Bartolomé Flores Torres** en Mojácar, **José Fornieles Godoy** en Dalías, **Antonio**

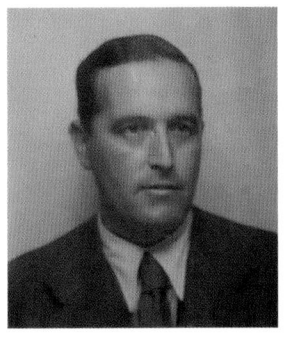

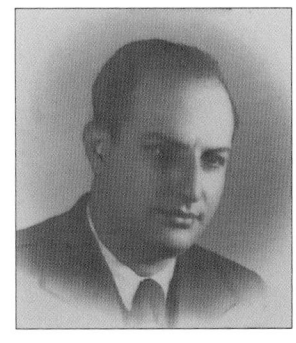

18.6.
Carlos Basserot Carrillo.
Ficha de colegiado. ACMA.

18.7.
José Soriano Maciá.
Ficha de colegiado. ACMA.

García Segura en Vera, **Juan Granados Jiménez** en Albox, **Pedro Márquez Soler** en Cuevas del Almanzora, **Joaquín Martínez Lázaro** en Abrucena, y **Jacinto Escudero Pérez** en Antas[250].

En 1927 se constituyó en Almería la *Junta Provincial de profilaxis del tracoma,* que estaba compuesta por los vocales oculistas **Blanes, Cordero, García Algarra, M. Vázquez** y **Aráez Pacheco**, este último como secretario. Estos atendían a sus expensas en la capital cuatro consultas antitracomatosas[251]. Este hecho coincidía con la publicación de un *Real Decreto sobre el Tracoma,* de 12 de abril de ese año.

Durante la II República se dio un nuevo impulso al programa de lucha contra el tracoma, alentado por el inspector provincial de higiene, **Antonio Mallou Vicario**[252].

Posteriormente, tras la contienda civil, las campañas de lucha contra el tracoma —como así se denominaban entonces— continuaron realizándose. En este período prosiguieron actuando, dependiendo de la Jefatura Provincial de Sanidad, tanto **Carlos Basserot Carrillo** como **José Soriano Maciá** (*Véase tres imágenes suyas en el panel del capítulo*), quienes inauguraron un nuevo dispensario en 1952 en la calle Queipo de Llano de la ciudad (actual Calle Reina, cerca de la Plaza Pavía), lugar cercano al barrio de Pescadería, donde la incidencia de esta enfermedad era mayor.

Durante estos años tanto en monografías de la Dirección General de Sanidad como en la *Revista de Sanidad e Higiene Pública* fueron varios los artículos que recogían la problemática en Almería relacionada con el tracoma[253].

A finales de los años cuarenta Almería presentaba la mayor incidencia de tracoma de toda España y durante todo este período superaba con creces las tasas medias de España, como se puede apreciar en el mapa adjunto.

También los datos del tracoma de Almería entre 1945 y 1990 fueron recopilados en varias publicaciones[254].

Los datos de Almería también fueron expuestos en foros fuera de nuestras fronteras, como se hizo en un congreso internacional en Nueva York y Montreal[255].

Estas campañas perduraron en el sureste peninsular hasta finales de los años sesenta, en las que intervinieron la OMS y Unicef, cuando se garantizó un tratamiento cercano y continuo a las personas

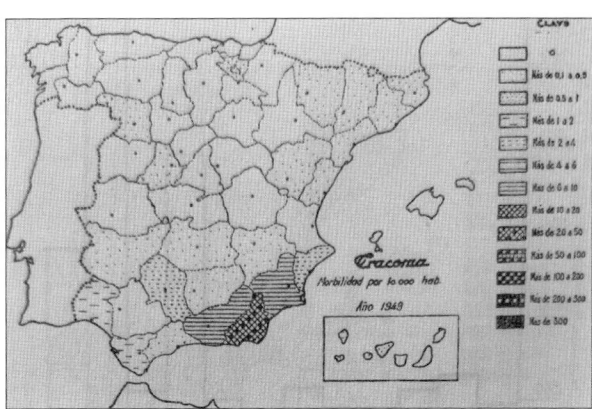

18.8.
Mapa del tracoma en España en 1949 donde se observa que Almería tiene la tasa más alta. En Memoria de la Dirección General de Sanidad. 1949 ca. 1950, p. 109.

afectadas, administrado por enfermeras especialmente adiestradas para ello y las casas comenzaron a disponer de agua potable, lo que garantizaba una higiene, de la que se carecía sin ese elemental recurso.

En Almería estas campañas continuaron hasta el año 1976 de la mano de **María Ángeles Carretero García**, la segunda médica oftalmóloga colegiada en Almería, que se incorporó a las campañas en 1966.

Un hijo de José Soriano Maciá, **Francisco Soriano García**, oftalmólogo que ha ejercido su actividad profesional en Madrid, publicó en 2012 en Almería un libro titulado *Mirando la ceguera con otros ojos*[256].

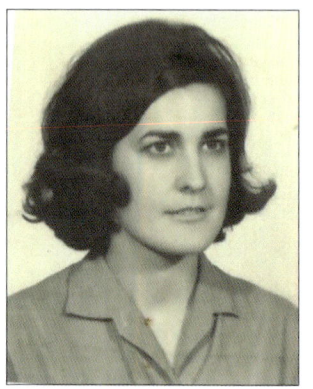

18.10. María Ángeles Carretero García. Ficha de colegiada. ACMA.

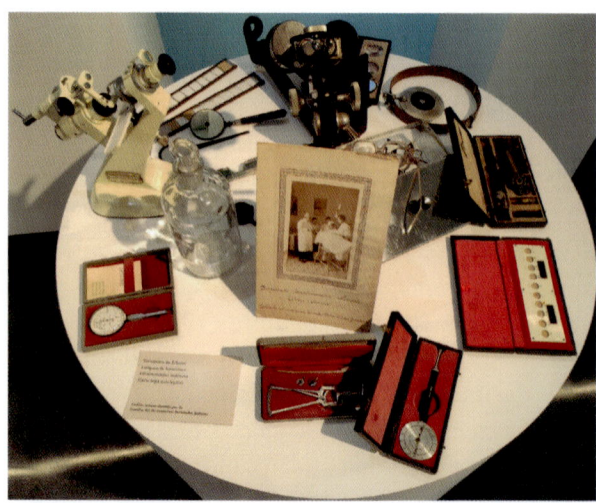

18.11.

Detalles relacionados con el panel del tracoma en la exposición de la UAL, materiales cedidos por familiares del Dr. Francisco Fernández Solsona, uno de los oftalmólogos referentes en la lucha antitracomatosa en la provincia. Véase la fotografía que se encuentra en el cetro, alusiva al Dispensario Antitracomatoso Nacional de Albox (Provisionalmente se encontraba ubicado en la casa del médico titular Juan Granados), ca. 1932. AJPS.

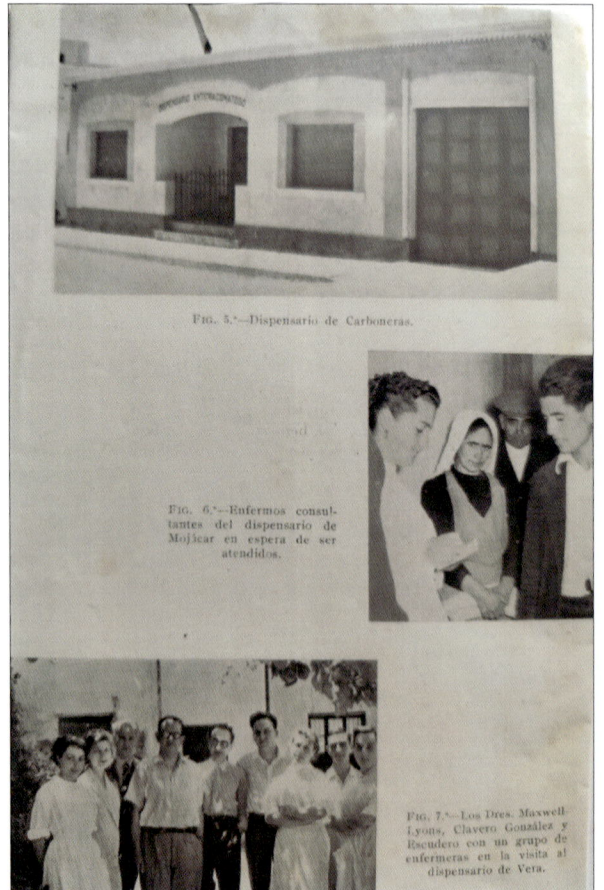

FIG. 5.ª—Dispensario de Carboneras.

FIG. 6.ª—Enfermos consultantes del dispensario de Mojácar en espera de ser atendidos.

FIG. 7.ª—Los Dres. Maxwell Lyons, Clavero González y Escudero con un grupo de enfermeras en la visita al dispensario de Vera.

18.9.

Dispensario Antitracomatoso de Carboneras. En Mezquita López, M (1955). Tracoma en Almería. RSHP, 29, p. 505.

236 Rocafull de Montes, J. *De la conjuntivitis linfática.* En *La Voz Médica.* I (4), abril, 1884, pp 107-110. Fue vocal de la primera Junta Directiva del Colegio en 1901 y redactor jefe del *BCMA* en esos primeros años.

237 Fue presidente del Colegio de Médicos en dos ocasiones, entre 1926 y 1927 y entre 1933 y 1936. Hizo cursos de especialización en el *Instituto Oftálmico Nacional.* Desde 1935 fue jefe del Dispensario Antitracomatoso Levante.

238 Fue secretario del Colegio entre 1917 y 1921 y vicepresidente entre 1928 y 1931. Una breve biografía suya se puede ver en el Diccionario Biográfico de Almería. Antonio Sevillano escribió sobre él en *Diario de Almería*, 08-12-2014, p 16.

239 Recordemos que escribió un folleto sobre *El médico oculista en las escuelas de 1ª enseñanza* en 1916, quizás el primero que sobre educación sanitaria en las escuelas se publicó en Almería. En 1927 publicó una *Cartilla de higiene de la vista* (*BIPH*, 2, enero, 127). En el *BIPH* publicó un artículo, *¿Qué es el tracoma?*. 8, mayo, 1928. En el *BCMA*, como decano de los oculistas, publicó *El tracoma en Almería y su provincia.* 20, agosto, 1928.

240 Nació en Roquetas de Mar en 1879 y falleció en Madrid en 1972. Ya, en 1906 publicó en el *BCMA* un artículo denominado *Dos casos de conjuntivitis infecciosa de Perinard,* 54, abril, 1906, p 9-11. Quizás fuera este su primer artículo. El último que escribió en Almería fue en el *BIPH* titulado *La lucha antitracomatosa. Cómo se hace. Cómo se debe hacer.* 59, mayo, 1932, pp 503-507. En 1931 formó parte del comité español de la *Association Internationale de Prophylaxie de la Cécité*, con sede en París.

241 Ambas monografías fueron publicadas en Almería, la primera en la Tip. J. Martínez y la segunda, con un prólogo del Inspector General de Sanidad, en la Tip. E. Lacoste. Posteriormente continuó escribiendo sobre el tema, como *Tracoma y sus complicaciones.* Madrid. Ed. Saturnino Calleja, 1923; haciéndolo con otros títulos más genéricos, como *Las conjuntivitis.* Madrid. Cenit, 1934; o *La vida del médico.* Madrid. Imp. V. Huerta, 1947. También colaboró en el *BCMA* con el artículo *El tracoma en la provincia de Almería. Sus causas y sus remedios.* 18, agosto,1921, pp 205-224.

242 Perteneció al Servicio Central de lucha contra el Tracoma. Al final de varios de los números del *BIPH* del año 1933 publicaba estadísticas de su labor en Almería, como el *Informe-Memoria de los trabajos realizados en región de Albox (Almería).* 78, diciembre, 1933. En el diario madrileño *El Sol*, de 28-03-1933 publicó una reseña de una conferencia que dio en el Centro de los Exploradores de España en Albox, *Divulgaciones e higiene del tracoma.*

243 *Archivos de Oftalmología Hispano-Americanos.* Vol. 23 (1923), N.º 275, pp 257-283. Fue presidente del Colegio entre 1940 y 1946. Se especializó con el Servicio de Oftalmología del Dr. García Duarte, en Granada. También publicó en el *BCMA* dos artículos, *Profilaxis del tracoma* y *Tratamiento del tracoma.* 40, octubre, 1923, pp 129-132, y 46, abril, 1924, pp 66-68, respectivamente.

244 *BIPH* 1, diciembre, 1926, p 8, y 2, enero, 1927, pp 9-10, respectivamente.

245 *Asociación de la Prensa de Almería. Fiestas Agosto.* 1931. El nuevo descubrimiento apareció en la revista *Los progresos de la ciencia.* Madrid, marzo, 1927. El libro fue publicado en Madrid. Ed. Médica Nueva, 1929. También redactó varios artículos en la revista *Archivos de Oftamología Hispano-Americanos* (1927, 1929 y 1933). Además, publicó la novela *El amor y su patología.* Madrid. Ed. Javier Morata, 1932, con un prólogo de Gregorio Marañón.

246 *Asociación de Prensa de Almería. Fiestas Agosto.* 1931, p 14.

247 Según datos del archivo de colegiados (1930-1943) del Colegio de Médicos de Almería. *ACMA.*

248 Quien pasó después a los Servicios Centrales de la lucha contra el tracoma en Madrid. En el *BIPH* escribió sobre el *Servicio Antitracomatoso.* 62, agosto, 1932, pp 10-11.Y aportó las estadística de sus

actuaciones en Almería y en Adra. *BIPH*. 70, abril, 1933.

249   Publicó en el *BIPH* el artículo *Algunos datos para una lucha antitracomatosa*. II, 4, octubre, 1952, pp 130-132.

250   Publicó en el *BIPH* el artículo *La lucha antitracomatosa en el pueblo de Antas*. 84, diciembre, 1932, pp 1-5. Y en el *BCMA* redactó dos artículos, *Contribución al estudio del tratamiento del tracoma* y *La lucha antitracomatosa en el pueblo de Antas*. 13, enero, 1935, pp 1-4, y 14, febrero, 1935, pp 1-4, respectivamente.

251   En *BCMA* 2, febrero, 1927. Tras un artículo previo titulado *Del tracoma y su profilaxis en Almería* aparecen dichos médicos, siendo el último secretario. Y en el del mes siguiente, 3, marzo, 1927, p 100, tenemos la de calle León, 5 (Blanes y Aráez), Plaza Pavía (Cordero y Vázquez), la del Hospital Provincial (Aráez) y la de la Casa de Socorro Municipal (García Algarra). En el *Boletín 5,* mayo, 1927, pp 189-190, se hace referencia al Real Decreto.

252   Escribió dos artículos en el *BIPH*: *Programa de lucha contra el tracoma*. 57, enero, 1932; e *Instrucciones para el funcionamiento de los dispensarios antitracomatosos de esta provincia*. 64, octubre, 1932, pp 5-6.

253   Gimeno de Sande, A. *Memoria sobre la campaña nacional de lucha contra el tracoma. 1964-1965* Madrid. DGS, ca. 1966. Mora Calvo-Flores, F. *Epidemiología del tracoma*. (Mecanografiado). Madrid. Fundación Juan March, ca. 1958.

254   Más información sobre este capítulo, el tracoma, se puede consultar en en Marín Martínez, P. (1994). *Op. Cit.,* pp 497-532, donde se pueden observar mapas (p 506) y gráficos (p 510). Estos datos de incidencia entre 1945 y 1990 también se publicaron en la *Hoja Epidemiológica de Almería* (Año, 3, Nª 12, 1992).

255   Fue el Dr. Rabadán, jefe médico del Servicio Antitracomatoso de Murcia, quien presentó los datos de Almería y del resto de España en el XVIII Congreso Internacional de Oftalmología dedicado al tracoma en septiembre de 1954 celebrado en Nueva York y Montreal. Así, en esos lugares, además de por las famosas *«uvas de Almería»* a partir de entonces nos pudieron conocer también por el *«tracoma»*.

256   Soriano García, F. *Mirando la ceguera con otros ojos. Cuidando nuestra vista y aprendiendo a vivir en la oscuridad*. Almería. Ed. Circulo Rojo, 2012. Según manifiesta en las dedicatorias, tanto su padre, José Soriano Maciá, como su abuelo materno, Miguel García Algarra, quien fuera dos veces presidente del Colegio de Médicos, hicieron una gran labor para erradicar el tracoma en Almería.

19

PALOMARES (RIESGO FÍSICO)

El más importante de los riesgos físicos, concretamente un accidente nuclear, tuvo lugar el 17 de enero de 1966, en la localidad Almeriense de Palomares (Cuevas del Almanzora). Ese día dos aeronaves de la Fuerza Aérea de los Estados Unidos (USAF), un avión cisterna KC-135 y un bombardero estratégico B-52, colisionaron en vuelo en una maniobra de abastecimiento de combustible, lo que provocó la caída de las cuatro bombas termonucleares B28 que transportaba el B-52, así como la muerte de siete del total de los once tripulantes que sumaban ambas aeronaves.

Estaba de jefe provincial de sanidad accidental **Cristóbal Gómez Romero**, maternólogo del Estado, cuando se produjo ese insólito acontecimiento[257].

Una de las bombas cayó al mar y fue recuperada pero otras tres cayeron en tierra, rompiéndose dos de ellas y extendiendo su material radiactivo por una amplia zona. En un principio se quiso que los hechos y la importancia del accidente no transcendiera a la prensa local[258] y nacional, pero las noticias y la prensa extranjera provocaron que se diera información y que se asegurara constantemente que no existía ningún peligro para la salud pública[259].

Conocido el hecho de que existía en Palomares una zona de radiactividad fueron varios los informes que el jefe provincial de sanidad enviaría al director general de sanidad desde el día 21 de enero hasta el 29 del mismo mes. En ellos se exponía que la población de Palomares sufría una psicosis de radiactividad y que no existía una situación de normalidad. Se hicieron en esos días 2.000 reconocimientos a la población, concluyéndose entonces que los niveles medidos no eran peligrosos para la salud pública,

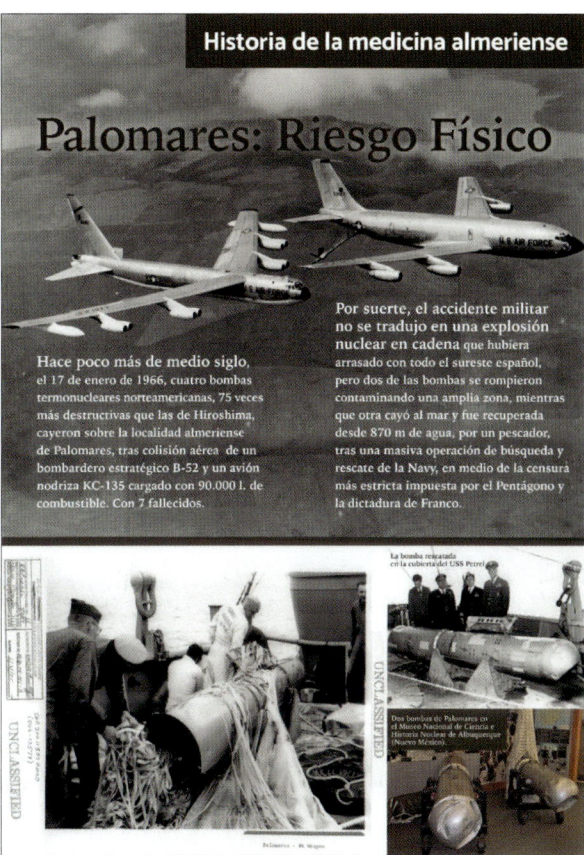

19.1.

Panel Nº 19 de la exposición que se realizó en la Universidad de Almería durante el mes de marzo de 2023 sobre la Historia de la medicina almeriense.

y se enviaron varias muestras de orina al Centro de Energía Nuclear para su análisis[260].

Aunque la prensa indicaba en esos días que la situación estaba normalizada, los informes referidos por el jefe provincial manifestaban que se decomisaron e indemnizaron todos los productos agrícolas del lugar y se prohibió —indemnizándose a los ganaderos— que consumieran productos de los animales del lugar, pero no se sacrificaron —alegaba el jefe provincial— porque ello podría recrudecer la psicosis ya existente entre la población. En cuanto al agua, una de las medidas tomadas el propio día 21 fue la de suministrar a la población agua en cubas y prohibieron que se consumiera el agua de los pozos de la zona. Pero en el informe último, el del día 29, se adjuntaba un documento firmado por las autoridades norteamericanas y por las españolas desplazadas en Palomares en la que se acordaba «*que la petición del **Dr. Wilson** de comprar para consumo de sus fuerzas aéreas tomates, cerdos, gallinas, pescado, etc, de la zona de Palomares era viable ya que… no existía ningún peligro de contaminación, siempre que se adoptasen las medidas de descontaminación externas adecuadas y que no fueran utilizadas para el consumo las vísceras de los animales*»[261]. La verdad es que no sabemos ni hemos visto la explicación acerca de cómo llevar a cabo esas medidas.

El accidente de Palomares tuvo unas consecuencias inmediatas. Ante la promoción turística para la temporada veraniega que se aproximaba en nuestras tierras, empresas relacionas con el sector exigieron al jefe provincial de sanidad un certificado sobre la ausencia de peligro alguno de radiactividad. Así se hizo. También estos hechos coincidieron con la inauguración del Parador Nacional de Mojácar, en fechas posteriores. Para transmitir tranquilidad se aprovechó la ocasión para que el propio ministro, **Fraga Iribarne**, se bañara en las playas de Palomares junto a autoridades norteamericanas, imágenes que se recuerdan periódicamente..

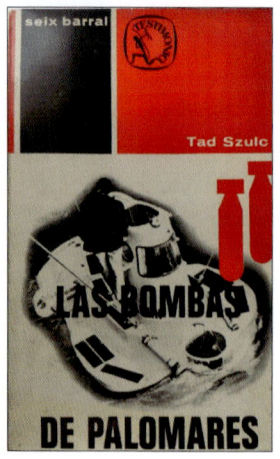

19.2.
Primera publicación española que trata sobre las bombas de Palomares en 1967, una traducción de la edición en inglés editada en Nueva York.

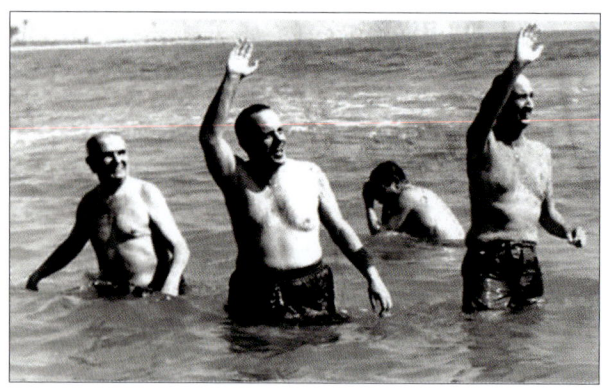

19.3.
Famoso baño que realizó Fraga Iribarne, siendo ministro de Información y Turismo, el 8 de marzo de 1966 junto al embajador Duke en la playa de Quitapellejos, frente a Palomares. En nuevatribuna.es, 19-01-2014.

Posteriormente, hubo muchos años de seguimiento de las consecuencias que para la población supuso la exposición al material radiactivo que aún sigue. El oscurantismo sobre los estudios e informes al respecto han predominado siempre. Tras la transición democrática, en 1986, el Consejo de Seguridad Nuclear emitió un informe preliminar sobre la situación. A raíz de este informe y a petición de los representantes de la localidad de Palomares, se solicitó al Centro de Análisis y Programas Sanitarios de Barcelona un estudio al respecto[262]. En el mismo se concluía que lo ocurrido en Palomares supuso un verdadero problema de salud pública y hubo de haberse tomado por parte de las autoridades competentes desde el principio una actitud más activa y con mayor información a la población afectada.

Cuando se cumplían 25 años de los hechos de Palomares, en 1991, la prensa local sacó un suplemento extra con el subtítulo «El día que Almería se pudo convertir en Hirosima», donde se hacen entrevistas a varias personas que fueron protagonistas de los hechos[263]. La prensa nacional también se hizo eco en este aniversario del accidente nuclear[264].

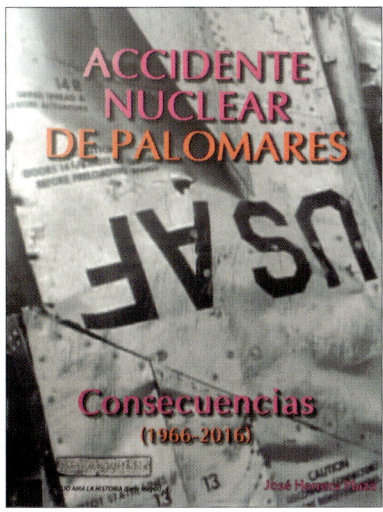

19.4.
Nueva monografía que trata el tema del accidente nuclear de Palomares 50 años después. Obra de José Herrera Plaza, que fue mostrada en la exposición de la UAL.

Más tarde, en 1992, se presentó un estudio epidemiológico que señalaba el aumento significativo de la mortalidad por causa tumoral en Palomares frente a otras zonas similares, como Guazamara, otra localidad cercana que no tuvo esa exposición[265].

Ya más recientemente, 50 años después, se publicó un exhaustivo análisis de las consecuencias que tuvo el accidente nuclear, donde se analizaron varios informes hasta entonces desconocidos, entre ellos el Proyecto Indalo (1966-2009)[266]. A raíz del cual se puso en evidencia que *«diseñaron la fórmula de experimentación con humanos más dilatada y desconocida de la ciencia española y ocultaron numerosas evidencias a los afectados»*[267].

En los últimos años cada aniversario de la caída de las bombas la prensa local recuerda el acontecimiento y el hecho de que aún está pendiente por parte de EEUU de llevar a cabo el compromiso de limpiar los terrenos de Palomares que fueron contaminados[268].

Durante el año 2023 el accidente nuclear ha sido recordado, tras 57 años, con más énfasis por la prensa local que nunca, quizás porque el tema de la radiactividad en Palomares se ha colado en la agenda europea y porque España necesita del gobierno estadounidense ya que el coste de la extracción y transporte del material radiactivo es elevado —se estima que son 50.000 metros cúbicos los contaminados que contienen 5 kilogramos de plutonio— y porque en Europa no hay cementerios de tal magnitud para el entierro definitivo. Además, este tema de la retirada de las tierras contaminadas de Palomares por parte de EEUU, del que ya había una declaración de intenciones favorable en 2015, se trató en el encuentro que mantuvieron el mes de mayo de 2023 **Pedro Sánchez** y **Joe Biden** en la Casa Blanca[269]. En la referencia de prensa que recogía el encuentro el titular decía: *«Los equipos técnicos del Gobierno ya planifican la limpieza de Palomares».*

En 2024 el accidente de Palomares ha continuado generando titulares en la prensa local, unos aportando tranquilidad y otros evidenciado que aún quedan abiertas cuestiones importantes derivadas del mismo, como la limpieza de las tierras «contaminadas»[270]. Incluso los hechos han inspirado a publicar la historia del accidente en un clásico cómic francés[271].

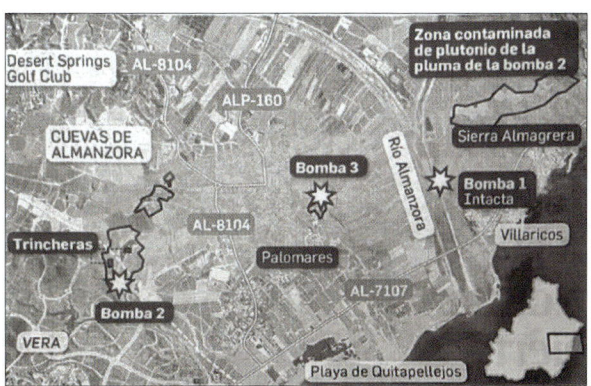

19.5.
Esquema de las zonas contaminadas y lugares donde cayeron las tres bombas en Palomares. Diario de Almería, 13-05-2023.

257 Marín Martínez, P. (1994). *Op. Cit.*, pp 271-276.

258 La Voz de Almería, 23-01-1966. El titular decía «No existe peligro alguno para la salud pública en la zona de Cuevas del Almanzora».

259 La primera monografía que se escribió sobre el tema, titulada *The Bombs of Palomares,* fue editada por The Viking Press, Inc. en Nueva York en 1967, y escrita por Tad Szulc. Fue traducida e impresa ese mismo año en Barcelona por Editorial Seix Barral.

260 El día 22 de enero visitó por primera vez Palomares el jefe provincial, el mismo día que llego al lugar el Dr. Piédrola Gil de Madrid, uno de los sanitarios españoles más expertos en esta materia. Un día antes llegó el Dr. Ramos, médico militar, en representación de la Comisión de Energía Nuclear.

261 Marín Martínez, P. *Ibidem,* p 75.

262 Eibenschutz, C, Moncada, S, Martí, J, y Rodríguez, E. *El Accidente nuclear de Palomares (1966-1986).* Barcelona. Cuadernos CAPS N.º 5 1986.

263 *La Voz de Almería*, 13-01-1991. Aparecen manifestaciones de Manuel Fraga, Francisco Simó, Antonia Flores, exalcaldesa pedánea de Palomares, quien en 1886 luchó para que se ampliara el plazo del seguimiento a la población expuesta.

264 *El País*, 24-07-1991. El titular rezaba así: «La radiactividad en aguas de Palomares es baja».

265 Martínez Pinilla, PA. «Significativo aumento de la mortalidad por causa tumoral en Palomares». En *Tribuna Médica*. 29 de mayo de 1992. Estudio objeto de dos ponencias, una en el VII Congreso de Historia de la Medicina en la Universidad de Murcia y otro en Londres, en el *British Nuclear Energy Society*.

266 Herrera Plaza, J. *El Accidente Nuclear de Palomares: Consecuencias (1966-2016).* Arráez Editores. Almería, 2016. Este proyecto recoge el seguimiento médico que se efectuó a la población de Palomares expuesta entre 1966 y 2009. También este aniversario coincidió con la presentación de una comunicación de Francisco Laynez Bretones sobre «Implicaciones Médicas» del accidente nuclear de Palomares en el XXXII Congreso de la Sociedad Andaluza de Medicina Interna, celebrado en Mojácar (Almería, 2-4 junio de 2016). En la misma se recogía la afirmación de Juan Antonio Rubio, director del Centro de Investigaciones energéticas, medioambientales y Tecnológicas (CIEMAT) entre 2004 y 2010, que *«no ha habido problemas de salud, los análisis no han demostrado mayor incidencia de cáncer, pero que lo mejor es quitar el material radiactivo y olvidarnos del problema».*

267 *Diario de Almería*, 03-02-2023. Así es valorado en el trabajo de José Herrera denominado «La experimentación humana con Plutonio en España. Génesis y desarrollo del Proyecto Indalo (1966-2009)».

268 El último aniversario es recogido en *Diario de Almería*, 16-01-2023. El titular decía: «*Palomares: contra el olvido de más de medio siglo*», p, 34.

269 *La Voz de Almería,* 09-03-2023, 19-03-2023, 11-05-2023, 12-05-2023, 13-05-2023 y 14-05-2023; *Diario de Almería*, 16-01-2023, 17-01-2023, 26-02-2022, 03-02,2023, 04-02-2023, 07-03-2023, 08-03-2023, 12-03-2023, 12-05-2023, 13-05-2023, 14-05-2023, 16-05-2023 y 05-07-2023.

270 *Diario de Almería*, 16-02-2024, en el que se indica que «la "inacción" en Palomares llega al Tribunal de Derechos Humanos»; 10-04-2024, donde se dice que «Palomares cumple con los límites de radiactividad según el Gobierno; 18-04-2024, cuyo artículo se titula «Multa al Gobierno si no informa sobre la limpieza de Palomares; Y por último en el de fecha 28-04-2024 se titula «Proyecto Indalo: el plan que falseó la contaminación en Palomares».

271 *La Voz de Almería*, 25-04-2024. *Lefranc*, 35. Artículo titulado «Bombes H sur Almería».

20

LOS PLAGUICIDAS (RIESGO QUÍMICO)

Al inicio del pasado siglo y hasta el desarrollo de los invernaderos los agricultores almerienses, al calor de la fiebre uvera, eran expertos en la utilización del azufre y de sulfato de cobre para tratar la mayoría de las plagas que acechaban su cultivo y en pocas ocasiones su manejo ocasionaba problemas de salud a los mismos. Con las primeras experiencias de construcción de abrigos plásticos (1960), para aprovechar al máximo las privilegiadas temperaturas y horas de insolaciones invernales, se empiezan a demostrar los buenos rendimientos de este modelo. Pero esta nueva forma de cultivo empieza a generar el incremento de plagas y se inicia la introducción de los plaguicidas sintéticos.

Estos plaguicidas tenían una toxicidad alta, se utilizan organoclorados (sintetizado por Zeidler en 1874 aunque se empieza a utilizar más tarde en 1939 como plaguicida) y organofosforados (descubiertos también en 1854 por Clermont, sin embargo, las propiedades insecticidas de este compuesto no fueron descubiertas hasta 1934). La alta toxicidad de estos productos y la utilización con escasas medidas de protección dio lugar a que empezaran a observar intoxicaciones agudas por plaguicidas, ocurriendo además la aparición de una forma desconocida hasta entonces en nuestro entorno de autolisis por ingestión de estas sustancias, lo que generó una alta mortalidad, posiblemente por el fácil acceso a estas sustancias y por otros factores sociales asociados.

Los primeros artículos sobre los plaguicidas los encontramos en el *Boletín del Instituto Provin-*

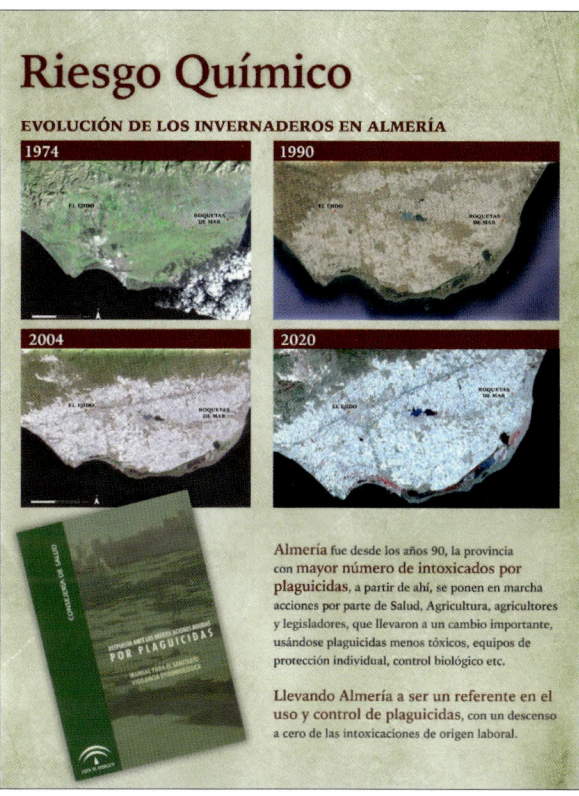

20.1.
Panel Nº 20 de la exposición que se realizó en la Universidad de Almería durante el mes de marzo de 2023 sobre la Historia de la medicina almeriense.

cial de Sanidad de Almería, en 1951, donde aparece uno que trata sobre el *DDT* —diclorodifeniltricloroetano— *(Aspectos farmacológicos y toxicológicos)*. Al año siguiente son dos los artículos que tratan el tema, uno sobre *raticidas modernos (Comp. 1080)* y otro titulado *Descubrimientos recientes en el campo de los insecticidas orgánicos-sintéticos*[272].

Entre los años setenta y ochenta del siglo pasado el número de intoxicaciones por plaguicidas y las defunciones por su exposición laboral, accidental o voluntaria en Almería constituyeron una situación de verdadera epidemia. Fueron varias las investigaciones que se realizaron ante la casuística presentada en los centros sanitarios[273].

Ante este panorama ya en el II Plan Andaluz de Salud (1999-2002) se contemplaban medidas para disminuir su incidencia[274]. Como consecuencia del mismo se puso en marcha en el año 2000 el *programa de vigilancia especial de las intoxicaciones agudas por plaguicidas*, impuso en toda la provincia, a diferencia de otras en las que no se implantó o sólo se hizo parcialmente[275].

En ese mismo año 2000, a raíz de la creación de dicho programa y de un taller de trabajo que se realizó en la EASP se constituyó un comité de expertos[276] que tuvo una intensa actividad durante la década siguiente, promoviendo reuniones[277], jornadas científicas[278], proyectos de investigación y la elaboración de una publicación en 2003. Esta se titulaba **Respuesta ante las intoxicaciones agudas por plaguicidas. Manual para el sanitario. Vigilancia Epidemiológica** (*Véase su portada reproducida en el panel del capítulo*)[279].

En el III Plan Andaluz de Salud (2003-2008) se realizó una priorización provincial del mismo para Almería, en la que se incorporó en quinto lugar el problema de salud derivado del uso de los plaguicidas, señalando como objetivo la disminución de la incidencia de intoxicaciones. Dentro de sus estrategias la segunda contemplaba *campañas informativas en diversos idiomas sobre medidas preventivas básicas en el medio laboral*. Esta estrategia se concretó en la creación y difusión de un cartel en tres idiomas sobre la adecuada utilización de los plaguicidas.

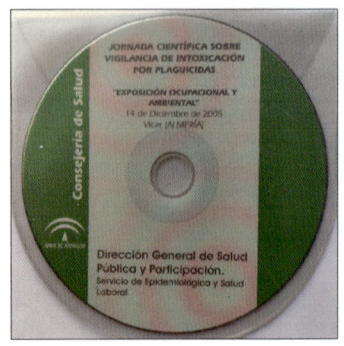

20.2.
CD entregado en la Jornada científica sobre vigilancia de intoxicación por plaguicidas, celebrada en Vícar en 2005.

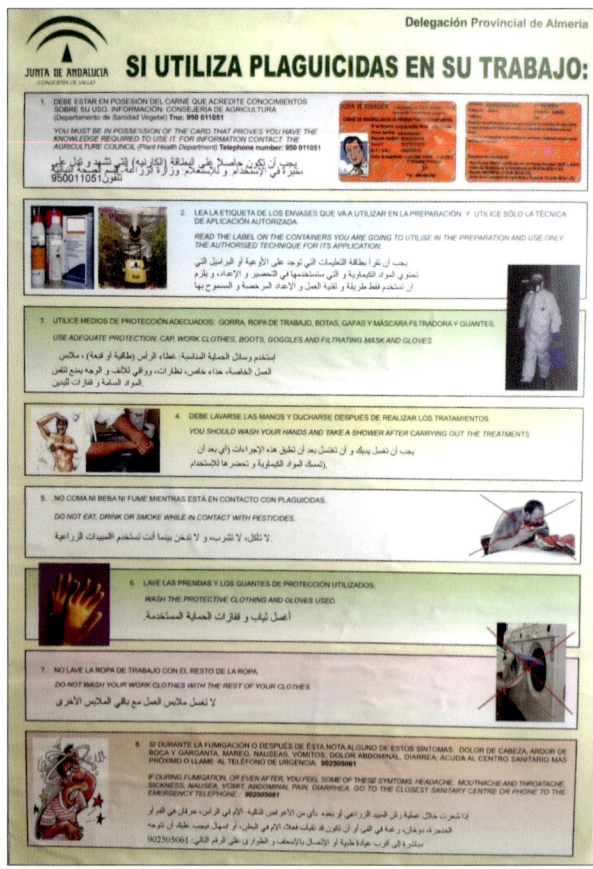

20.3.
Cartel informativo sobre el uso de los plaguicidas elaborado por la Delegación Provincial de Salud de Almería.

La disminución de estas intoxicaciones fue tan importante durante esta primera década de vigilancia que en el siguiente Plan Andaluz de Salud, el IV (2013-2020) no se contemplaba ya como problema de salud[280]. Sin embargo, en la provincialización de este plan se indicaba lo siguiente: *Cada año se tramitan alertas de Seguridad Alimentaria, no habiéndose comunicado en el período 2012-2013 ninguna ocasionada por la detección de plaguicidas ilegales o legales con concentraciones superiores a los límites máximos de residuos (LMR)*[281].

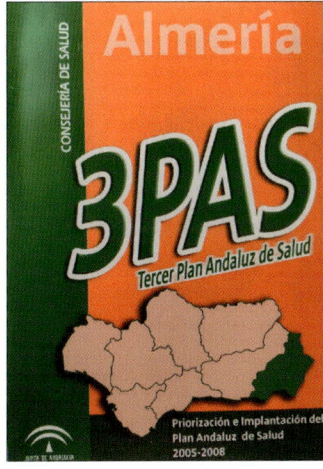

20.4.

Folleto editado por la Consejería de Salud en 2005 donde se recogen los problemas de salud derivados del uso de plaguicidas como una prioridad en Almería.

más aceptada de métodos de cultivo ecológico en la agricultura almeriense se ha ido abandonando el uso de plaguicidas por la lucha biológica o por el uso de otros productos de baja o nula toxicidad para atajar las plagas del campo. Y, por último, también ha sido importante la labor formativa a través de los cursos de manipuladores de plaguicidas que se han realizado durante varios años. Todo ello ha dado como resultado que ya sea nula o muy baja la incidencia de intoxicaciones por estos productos.

Hoy día Almería se ha convertido en líder mundial en el control biológico de las plagas en la agricultura. Tanto es así que incluso la Organización de las Naciones Unidas se ha fijado en Almería como modelo a seguir por el bajo uso que se hace de los plaguicidas en la agricultura, recogiendo la prensa el titular siguiente: «*España es el país europeo con menor consumo por hectárea y Almería la que menos del país*»[282]. El cambio de escenario en los últimos cuarenta años ha sido radical.

Cada vez la utilización de los plaguicidas en el campo y el nivel de toxicidad de los nuevos productos han ido disminuyendo ante la exigencia creciente mayor de los mercados internacionales en garantizar productos hortofrutícolas libres de residuos de plaguicidas. A la par, con la introducción cada vez

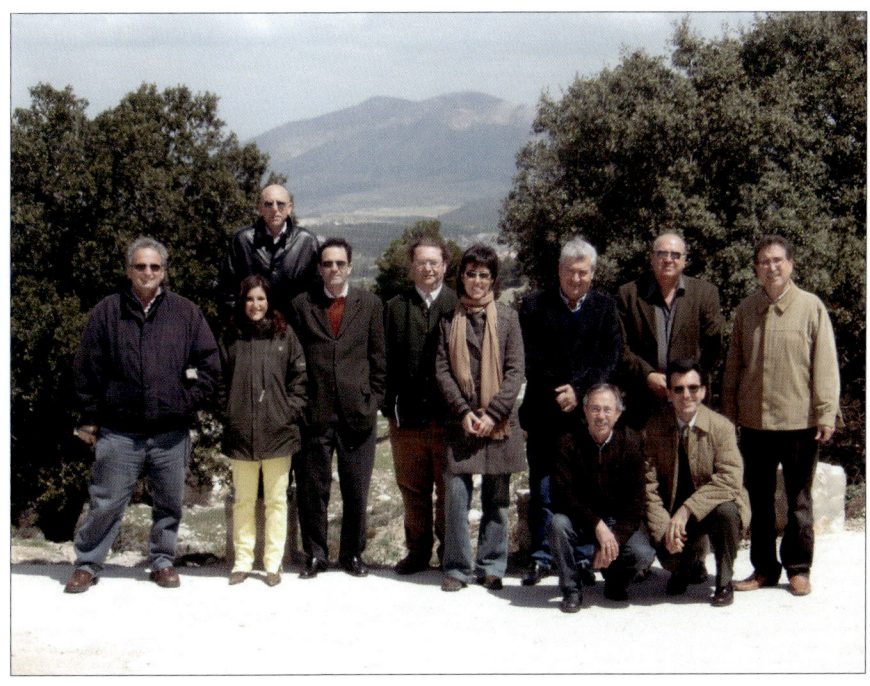

20.5.

Comité de expertos en plaguicidas reunido en María en 2007. De izquierda a derecha se encuentran Javier Guillén Enríquez, Raquel Alarcón Rodríguez, Cristóbal Gómez Pérez, José Luis Serrano Ramírez, Miguel Delgado Rodríguez, Mar Requena Mullor, Tesifón Parrón Carreño, Antonio Pla Martínez, Cristóbal Avivar Ayonarte, Antonio Hernández Jerez y Porfirio Marín Martínez.

272 *BIPS*, I (4), 1951, pp 89-91 y 94-96; II (3-4), 1952, pp 87-91; y II (4), 1952, pp 125-129, respectivamente.

273 Con la información obtenida se realizaron trabajos de investigación y tesis doctorales, como la de Parrón Carreño, T. *Efectos nocivos de la exposición continuada a plaguicidas con especial incidencia en la depresión y el suicidio en la zona del poniente almeriense*. Granada. Ed. Universidad de Granada. 2007 (CD-Room. Tesis doctoral. 1994).

274 En el objetivo «74» se establecía que durante el período 1999-2002 debería reducirse el número de casos de intoxicaciones agudas por productos químicos respecto al período 1993-1997.

275 El protocolo de vigilancia fue publicado en el *Boletín Semanal SVEA* de Diciembre de 1999 (Vol. 4, N.º 3).

276 El comité de expertos estaba compuesto por las siguientes personas: Cristóbal Avivar Oyonarte, Andrés Candau Fernández-Mensaque, Miguel Delgado Rodríguez, Cristóbal Gómez Pérez, Javier Guillén Enríquez, Antonio Hernández Jerez, Francisco Laynez Bretones, Porfirio Marín Martínez. Tesifón Parrón Carreño, Antonio Pla Martínez, José Luis Serrano Ramírez y Fernando Yélamos Rodríguez. Con posterioridad se incorporaron Raquel Alarcón Rodríguez y Mar Requena Mullor.

277 Tras la de inicio en el año 2000 en la EASP de Granada, se celebraron reuniones -con periodicidad anual normalmente- en Almería, Serón, Níjar, Granada, María, Alhama de Almería y Jaén.

278 Dos de las más importantes fueron la de Vícar, el 14-12-2005 y la de Roquetas de Mar, el 29-01-2008.

279 Los autores del mismo son los propios componentes del grupo de expertos, cuyos coordinadores fueron Guillén Enríquez, J. y Serrano Ramírez, JL, editado por la Consejería de Salud y la Delegación Provincial de Salud de Almería. Sevilla, 2003. Con posterioridad fue reeditada.

280 Los resultados de esta vigilancia se han ido exponiendo en distintos congresos y reuniones científicas, como en la XXVIII Reunión Científica de la Sociedad Española de Epidemiología, celebrado en Valencia en 2010 con el título «Programa de Vigilancia de intoxicaciones agudas por plaguicidas en la provincia de Almería. Desde el año 2000 hasta 2009 se habían declarado 651 casos, siendo los tres primeros años los de mayor casuística -superando en todos ellos los 120 casos-, llegando a 2009 con menos de 15. También han ido exponiéndose análisis puntuales de estas intoxicaciones en el *Informe Semanal SVEA*, elaborado por la Consejería de Salud de la Junta de Andalucía. Además, esta información sobre 10 años de vigilancia fue publicada en un artículo en la monografía titulada Anticholinesterase pesticides. Metabolism, neurotoxicity and epidemiology. Tetsuo Satoh y Ramesh C. Gupta, Ed. Wiley. New Jersey y Canadá. 2010.

281 Recordemos aquí que en mayo de 2011 se produjo la «crisis de los pepinos» ya que, ante una toxiinfección alimentaria que generó la muerte de 53 personas por E. Coli tras consumir verduras en Alemania, se apuntó a los pepinos de Almería como los causantes del brote, cuando se demostró finalmente que el origen estaba en brotes de soja de una granja de Baja Sajonia. Hubo un fallo de trazabilidad tremendo por parte de las autoridades alemanas.

282 *La Voz de Almería*, 03-07-2023, portada y p 3. El titular decía lo siguiente: «*Naciones Unidas destaca el bajo uso de plaguicidas del campo almeriense*».

FUENTES DOCUMENTALES

A) ARCHIVOS Y BIBLIOTECAS

- Archivo Municipal del Ayuntamiento de Almería.
- Archivo de Colegio de Médicos de Almería.
- Archivo de la Jefatura Provincial de Sanidad y Delegación Provincial de Salud de Almería.
- Biblioteca-Hemeroteca de la Diputación Provincial de Almería.
- Biblioteca Pública Francisco Villaespesa.
- Biblioteca del Instituto de Bachillerato «Nicolás Salmerón».
- Biblioteca del Colegio de Médicos de Almería.

B) REVISTAS Y BOLETINES

- *Almería Médica.* 1987-2003.
- *Boletín del Colegio Oficial de Médicos de la Provincia de Almería.* 1902-1908.
- *Boletín del Colegio Oficial de Médicos de la Provincia de Almería.* 1920-1926.
- *Boletín de los Colegios Oficiales de Médicos y Farmacéuticos de la Provincia de Almería.* 1927-1928.
- *Boletín del Colegio Oficial de Médicos de la Provincia de Almería.* 1929-1935.
- *Boletín del Instituto Provincial de Higiene.* 1926-1936.
- *Boletín del Instituto Provincial de Sanidad.* 1951-1952.
- *Boletín Epidemiológico Mensual de Almería.* 2022-2024.
- *Hoja Epidemiológica de Almería.* 1990-1996.
- *Hoja Informativa del Colegio de Médicos de Almería.* 1964-1974.
- *Informe Semanal SVEA Almería.* 1997-2003.
- *La Voz Médica.* 1884-1885.
- *Revista de Almería.* 1879-1884.
- *Revista de la Sociedad de Estudios Almerienses.* 1910-1927.
- *Revista de Sanidad e Higiene Pública.* 1940-1994.

C) PRENSA LOCAL (WEB)

- Biblioteca Virtual de Andalucía.
- *Diario de Almería.*
- Hemeroteca de la Diputación Provincial de Almería.
- Hemeroteca de *La Voz de Almería* (*Yugo*).
- *Ideal (Almería).*

D) BIBLIOGRAFÍA

Alonso López, T. *Higiene y moral.* Almería. Tip. El Radical, 1902.

Almería. Fiestas de Agosto. 1933. Almería. Asociación de Prensa, 1933.

Anuario de Almería. Año 1925. Almería. Imp. y Papelería E. Lacoste, 1925.

Amaya Navarro, F, Carmona Samper, E y Fiol Ruiz, G. *Obstetricia Avanzada para Residentes de Matrona.* Almería. Unidad Docente de Complejo Hospitalario Torrecárdenas, 2013.

Arigo Jiménez, J. «Patología y clínica de las psicosis sintomáticas». En *Jueves Médico.* **Curso 1945-46.** Almería, Imprenta Saturno Campoy, ca. 1946.

Arjona Castro, A. *Introducción a la medicina Arábigo-andaluza (Siglos VIII-XV).* Córdoba. Imprenta Serrano, 1989.

Artés de Arcos, J. *Estudio e informe sobre la precedencia de las aguas termales de Alhama de Almería, y circunstancias que han concurrido y que concurren en su disfrute y utilización.* (Mecanografiado). Alhama de Almería, 1981.

Artés de Arcos, J. *Memoria sobre el origen del balneario de Alhama de Almería.* Almería. Imp. J. Matarín, 1972.

Artés de Arcos, J. *Memoria.* Almería, 1972.

Avivar Oyonarte, C, García Matarín, L, García Granados, ME, Gil García, F, Latorre Hernández, J, Miró

Gutiérrez, J, Soria Bonilla, A y Vergara Martín. *Estudio de los factores de riesgo vascular en los niños de Almería*. Almería. IEA, 1994.

Berbel Fernández, A. *Alhama La Seca. Balneario termal San Nicolás*. Almería, Imprenta Hispana, 1966.

Callejero-Guía de Almería, ciudad iluminada. Almería, 1969.

Campoy Ibáñez, A. *Contribución al estudio etiológico del tracoma*. Madrid. Ed. Médica Nova, 1929.

Campoy Ibáñez, A. *El amor y su patología* (Prólogo de Gregorio Marañón). Madrid. Ed. Javier Morata, 1932.

Cano Arias, M (Coord.) y López González, MF (Edit.). *Siempre en ti. Protocolo de atención integral al duelo prenatal en el Hospital de Poniente*. Almería. Empresa Pública Sanitaria Poniente, 2021.

Carmona Samper, E, Amaya Navarro, F y Fiol Ruiz, G. *Obstetricia Básica para Residentes de Matrona*. Almería. Unidad Docente de Complejo Hospitalario Torrecárdenas, 2013.

Castillo Martín, A, Picazo Muñoz, J, Incarti López, C. *Andalucía. Mapa de saneamiento ambiental urbano*. (Sevilla). Servicio Andaluz de Salud, 1991.

Castillo Martín, A, Picazo Muñoz, J, Incarti López, C. *Andalucía. Mapa de saneamiento ambiental urbano*. (Sevilla). Servicio Andaluz de Salud, 1991.

Checa González, Manuel J. *Manual práctico de Psiquiatría Forense*. Barcelona. Elsevier España, S.L., 2010.

Compani Jiménez, J. *Higiene de las madres*. Almería. Imp. y Pap. Sempere, 1919.

Compani Jiménez, J. *La tuberculosis como problema social*. Almería. Imprenta de Federico Ferre, 1921.

Cordero Ferrer, A. *Tratado Práctico y Elemental de patología sifilítica y venérea*. Almería. Imprenta de la Viuda de Cordero, 1871.

Cordero Meca, F e Idáñez Domínguez, E. (Dir.) *La Voz Médica. Revista de Medicina, Cirugía y Farmacia*. Almería. Tipología de Cordero Hermanos, 1884-1885.

Cordero Soroa, A. *Orientación moderna en la profilaxis individual de las enfermedades venereo-sifilíticas*, Madrid. Separata de revista *Ecos Españoles de Dermatología y Sifilografía*, 1932.

Cordero Soroa, J. *Prevención contra el Cólera*. Almería. Tip. de la Información, 1911.

Corral Lledó, MM *et al. Andalucía y sus aguas minerales y termales*. Madrid. Instituto Geológico y Minero de España y Consejería de Política Industrial y Energía, 2022.

Diaz López, JP, Martínez Gómez, P, Marzo López, B y Ruiz García, A. (Coord). *Historia de Almería. (Tomo I). Prehistoria y Antigüedad*. Almería. Diputación de Almería, 2021.

Diaz López, JP, Martínez Gómez, P, Marzo López, B y Ruiz García, A. (Coord). *Historia de Almería. (Tomo V). La Almería actual*. Almería. Diputación de Almería, 2022.

Domenech Sáez, J. *Memoria médico-topográfica de la ciudad de Cuevas*. Almería. Imprenta del Comercio, 1880.

Domenech Saez, J. *Memoria médico-topográfica de la ciudad de Cuevas*. Imp. del Comercio, 1880. Edición facsímil con estudio preliminar de José Antonio García Ramos. Mojácar (Almería). Arráez Editores, 2007.

Durán Díaz, MD. *El Hospital Real de Santa María Magdalena. Imagen y Memoria*. Almería. Diputación de Almería, 2016.

Durich, J. *El índice del cloro de las aguas. Estudio de métodos para la numeración del colibacilo de las aguas. Trabajos varios*. Almería. Tip. Sobrino de Isidro García Sempere, 1924.

Eibenschutz, C, Moncada, S, Martí, J, y Rodríguez, E. *El Accidente nuclear de Palomares (1966-1986)*. Barcelona. Cuadernos CAPS N.º 5, 1986.

Espinosa Díaz, CJ. *Instrucción Higiénica general para la preservación del Cólera-morbo asiático*. Almería. Imprenta de Mariano Álvarez, 1855.

Expinosa Orozco, S. (Dir.) *Almería, maravillosa ciudad de invierno. Guía turística (1950)*. Almería, Establ. Tip. de Emilio Orihuela, 1950.

Expinosa Orozco, S. (Ed.) *Almería, maravillosa ciudad de invierno. Guía turística y sentimental (1962)*. Almería, Establ. Tip. Emilio Orihuela y otros, 1962.

Félix Capdevill, R. *Cartilla Sanitaria...Cólera Morbo Asiático...* Almería. Imprenta de Cordero Hermanos, 1884.

Fermart,J. «Contribución al estudio de la Medicina Árabe española. El almeriense Aben Jatima», en *Actualidad Médica* (Granada), 34, 1958.

Fernández Navarro, L. *Elementos de fisiología humana y de higiene privada y pública.* Almería. Tip. de Fernández Murcia, 1899.

Fernández Palacios, A. *Conferencia sobre la vacuna anti diftérica dada en el Círculo Literario de esta capital el día 9 de Diciembre de 1894.* Almería. La Crónica Meridional, 1894.

Fernández Sáez, A. y Aguirre Segura, B. *Los baños de Sierra Alhamilla. Pasado, presente y futuro.* Almería. Diputación Provincial de Almería, 1988.

FET y de las JONS. «Las cuevas de Almería». *Informe.* Almería. Jefatura Provincial, 1943.

Fiol Ruiz, G. y Alonso Aragón, F. (Coord.). *Planificación familiar en Atención Primaria.* Almería. Servicio de Obstetricia y Ginecología del Complejo Hospitalario Torrecárdenas de Almería, 1998.

Francés Causapé, MC *et al. Balneario de San Nicolás de Alhama (Almería).* Madrid. Academia Nacional de Farmacia, Instituto de España y Ministerio de Educación, Cultura y Deporte. 2017.

García de Viedma, D. (Coord.). «Un proyecto con participación del CIBERES integra genómica y agentes de salud en la vigilancia de la tuberculosis». Hospital Gregorio Marañón, 2022. (Web). https://www.ciberisciii.es/noticias/un-proyecto-con-participacion-del-ciberes-integra-genomica-y-agentes-de-salud-en-la-vigilancia-de-la-tuberculosis.

García Ramos, J.A. «Un caso excepcional del ejercicio médico en el siglo XVI en España: La »Zirujana» de Mojácar Ginesa Marín». En *La Medicina ante el nuevo milenio: Una perspectiva histórica.* Albacete. Ediciones de la Universidad de Castilla La Mancha, 2004.

García Ramos, J.A. «Un caso excepcional sobre el ejercicio médico de la mujer en la España del siglo XVI. La «zirujana» de Mojácar, Ginesa Marín». En *Axarquía,* 17, 2017.

García Ramos, JA: *La medicina popular en Almería. Ensayo de Antropología Cultural.* Albox (Almería). Autoedición, 2010.

García Ramos, JA. «Medicina y poder eclesiástico en la segunda mitad del siglo XVIII. La obra hidrológica del médico Antonio Abellán (1704-1772) y la obra benéfica del Obispo Claudio Sanz y Torres (1704-1779)». (Web) http://highhistoryofmedicine.blogspot.com/2014/06/medicina-ypoder-eclesiastico-en-la.html

García Ramos, JA. *El obispo y su médico.* Sevilla. Ed. Ende, 2014.

García Ramos, JA. «Vida y obra del médico almeriense José Ponce de León y Molina (1753-1819)» (Web). http://garciaramosmedicosalmerienses.blogspot.com/2009/09/ponce-de-leon-y-molina-jose1753-1819.html.

García Ramos, JA. «Juan Esteban (Blanes), Vicente (1854-d.1942)» (Web). http://garciaramosmedicosalmerienses.blogspot.com/2009/11/blanes.html.

García Ramos, JA. *Médicos almerienses (siglos XVI al XVIII).* Huércal-Overa (Almería). Gráficas García, 1998.

García Viúdez, JA (Coord.). *Protocolo de actuación en Asistencia Primaria.* Almería. Colegio de Médicos de Almería, 1991.

García Viúdez, JA. *Historia clínica. Diagnóstico Diferencial.* Tomos I y II. Almería. Círculo Rojo, 2020.

Gimeno de Sande, A. *Memoria sobre la campaña nacional de lucha contra el tracoma.* 1964-1965. Madrid. DGS, ca. 1966.

Godoy Ramírez, José. *Bosquejo Geográfico Histórico de la actual Provincia de Almería.* Almería, Imp. y Pap. Sempere, 1917.

Godoy Ramírez, J. *Vitaminas y avitaminosis.* Almería. Sobrino de Isidro García Sempere, 1923.

Gómez Díaz, D. *Bajo el signo del cólera y otros temas sobre morbilidad, higiene y salubridad de la vida* económica almeriense. 1348-1910. El Ejido (Almería). Universidad de Granada, 1993.

Gómez Orland, V. *Monografía de las aguas mineromedicinales de Sierra Alhamilla o de Almería*. Almería. Imprenta de D. Mariano Álvarez y Robles, 1880.

Gómez Ruiz, T. *El Hospital Real de Santa María Magdalena y la Casa de Expósitos de Almería*. Almería. IEA, 1997.

González Prats, A. *Alturas de las Ciencias Médicas en el Reino El-Andaluz*. Barcelona, Tip. «La Académica», 1906.

Grima Cervantes, J. «Historia de la mala vida en el Levante Almeriense». *El Indalico. Magazine del Levante Almeriense y Cuevas del Almanzora*. Año 1, N.º 10, May. 2000.

Grima Cervantes, J. «Historia de la mala vida en la provincia de Almería». *Sala de Togas*. N.º 64, Dic. 2011.

Guía de Almería. 1935-1936. Almería, 1936.

Guillén Enríquez, J y Serrano Ramírez, JL (Coord.). *Respuesta ante las intoxicaciones agudas por plaguicidas. Manual para el sanitario. Vigilancia Epidemiológica*. Sevilla. Consejería de Salud y Delegación Provincial de Salud de Almería, 2003.

Guirao Gea, M. *Apuntes históricos sobre Vélez-Rubio y su comarca*. s.l. Publicaciones de Vélez-Rubio, 1989.

Guirao Gea, M. *Arqueología en la comarca de los Vélez*. Almería. Revista Velezana e IEA, 1994.

Guirao Gea, M. *La medicina en Granada desde su reconquista hasta nuestros días. Centros hospitalarios y facultades de medicina*. Granada. Universidad de Granada, 1976.

Hernández López, E. «En 1819, Romero, en Almería, hizo con éxito la primera pericardiotomía». En *Libro de Actas. III Reunión andaluza de Cardiología. Almería. 1957*. Sevilla. Gráficas Sevillanas, 1962.

Herrera Plaza, J. *El Accidente Nuclear de Palomares: Consecuencias (1966-2016)*. Almería. Arráez Editores, 2016.

Ibáñez Allera, PL. *La enfermedad mental en inmigrantes subsaharianos. Una mirada antropológica desde el sur de España*. Almería. UAL, 2015.

Ibáñez Allera, PL. *La locura en los inmigrantes negroafricanos de Almería*. Almería. UAL, 2017.

Jiménez Salas, J. *La gripe de 1918 en la provincia de Almería*. Almería. Círculo Rojo, 2018.

Juan E. Blanes, V. *Descripción de Almería y estudio de su clima como estación invernal*. Almería. Imp. La Crónica Meridional, 1898.

Juan E. Blanes, V. *Cartilla de pedagogía médica*. Almería. 1917.

Juan E. Blanes, V. *Importancia del médico oculista en las escuelas de 1ª enseñanza*. Almería. 1916.

Juan E. Blanes, V. *Memoria descriptiva del Hospital de Ntra. Sra. del Carmen en Sierra Almagrera*. Cuevas (Almería). Imp. de S. Campoy, ca. 1886.

Juan y Blanes, V. «Apuntes para el estudio médico de la topografía y atmosferología de la provincia de Almería y del clima de su capital como estación invernal». En *Actas y Memorias del IX Congreso Internacional de Higiene y Demografía*. Madrid. Imprenta de Ricardo Rojas, 1900.

Juarez, J. y Martínez, P. *Memoria del estado actual de viviendas, aguas potables, mercado y lavaderos. Pulpí*. Jefatura Local de Sanidad, 1955.

La Gasca Rull, F. *Laboratorio Municipal de Almería. Memoria*. Almería, Tip. García Sempere, 2014.

La Gasca Rull, F. *Laboratorio Municipal de Almería. Memoria*. Almería, Tip. García Sempere, 2015.

Lafuente y Domínguez, M. *Enfermedades infecciosas y transmisibles predominantes en Almería, medios fáciles para evitarlas*. Almería. Tip. de Fernando Salvador Estrella, 1902.

Laín Entralgo, P. *Historia Universal de la Medicina* (6 tomos). Barcelona. Salvat Editores, S.A., 1981.

Llorente Galera, E. *Opúsculo de las aguas salino-medicinales de Los Arejos*. Almería. 1863.

López Galán, S et al. *Manual de Urgencias Psiquiátricas*. Madrid. Editorial Médica Panamericana, 2023.

López Galán, S. *Complejos psicológicos*. Jaén. Rey Ali Servicios Gráficos, 2014.

López Galán, S. *Diccionario de psicología y Psiquiatría. Español - Inglés Inglés – Español*. Madrid. Ed. Médica Panamericana, 2015.

López Galán, S. *Fobias y Manías (2ª edición)*. Jaén. Rey Ali Servicios Gráficos, 2003.

López Galán, S. *Guía Farmacológica en psiquiatría (16ª edición)*. Madrid. Ed. Médica Panamericana, 2015.

López Galán, S. *Interacciones de los Antidepresivos. La seguridad de nuestros pacientes*. Madrid. Laboratorios Adamed, 2019.

López Galán, S. *Interacciones de los Antiepilépticos. La seguridad de nuestros pacientes*. Madrid. Laboratorios Adamed, 2021.

López Galán, S. *Interacciones de los Psicofármacos. La seguridad de nuestros pacientes*. Madrid. Laboratorios Adamed, 2020.

López Galán, S. *Mitología y Psiquiatría*. Jaén. Rey Ali Servicios Gráficos, 2015.

López Galán, S. *Precauciones especiales de los Psicofármacos. La seguridad de nuestros pacientes*. Madrid. Ed. Médica Panamericana, 2019.

López Galán, S. *Síndromes en Psiquiatría*. Jaén. Rey Ali Servicios Gráficos, 2015.

López Galán, S. *Autoevaluación en Psiquiatría. 800 preguntas tipo test con respuesta razonada*. Jaén. Grafiranzo, S.L., 2000.

López Martínez, A. *Mis impresiones y anécdotas en los baños de Sierra Alhamilla*. Almería. 1996.

López Molina, E. «La obra histórica de Ibn Jatima de Almería». En *Al-qantara* (Madrid) 9, 1, 1998.

López Muñoz, J. *Historia de la Pediatría en Almería*. Almería. 2015.

López Ordoño, G. *Estudios sobre demografía médica. 2018*. Madrid, Organización Médica Colegial de España, 2018.

López Piñero, JM. y Peset Reig, R. «Francisco Romero y los orígenes de la cirugía cardíaca». En *Arbor* (Madrid). 206 , 1963.

Martínez Antuña, M. «Abenjatima de Almería y su tratado de la peste», en *Religión y Cultura* (Real Monasterio de El Escorial), 10, 1928.

Mapa de Atención Primaria de Salud de Andalucía. Granada. Servicio Andaluz de Salud, 2003.

Mapa de Atención Primaria de Salud de Andalucía. Sevilla. Consejería de Salud y Consumo, 1985.

Mapa Sanitario Nacional. Madrid. INSALUD, 1982.

Mapa Sanitario Provincial. Anteproyecto y plan de necesidades. Almería. Delegación Provincial del Ministerio de Sanidad y Seguridad Social, 1979.

Mapa Sanitario Provincial. Anteproyecto y plan de necesidades. Delegación Territorial del Ministerio de Sanidad y Seguridad Social de Almería, 1979.

Marañón y Posadillo, G. *Los Tres Vélez (Una historia de todos los tiempos)*. Almería. IEA, Ayuntamiento de Vélez Rubio y *Revista Velezana*, 2005.

Marín Amat, M. *Enfermos asistidos y operaciones practicadas en el servicio oftalmológico del Hospital Provincial de Almería*. Almería. Tip. J. Martínez, 1910.

Marín Amat, M. *La vida del médico*. Madrid. Imp. V. Huerta, 1947.

Marín Amat, M. *Las conjuntivitis*. Madrid. Cenit, 1934.

Marín Amat, M. *Tracoma y sus complicaciones*. Madrid. Ed. Saturnino Calleja, 1923.

Marín Amat, M. *Tracoma. Estudio de clínica y laboratorio con un esbozo de geografía tracomatosa de la provincia de Almería*. Almería. Tip. E. Lacoste, 1918.

Marín Fernández, B. *Charidemos o diálogos de la mar*. Almería. Cajalmería, 1990.

Marín Martínez, P y García Ramos, JA *et al. Médicos almerienses. 110 años de ciencia y compromiso*. Almería. Ilustre Colegio de Médicos de Almería y La Voz de Almería, 2011.

Marín Martínez, P. *La Jefatura Provincial de Sanidad de Almería (1940-1983)*. Granada. Biblioteca virtual de la Universidad de Granada (Tesis doctoral), 1994. (http://hdl.handle.net/10481/58060).

Marín Martínez, P. «El Preventorio Infantil del Niño Jesús (Almería, 1945-1965)». En *Boletín del IEA N.º 9 (Letras)*. Almería. IEA, 1990.

Marín Martínez, P. «Juan Compani, médico y republicano: el compromiso de una vida». En *El Eco de Alhama*, 14, Dic., 2002.

Marín Martínez, P. «La Diputación Provincial de Almería y sus competencias en Sanidad». En *REAL (Revista de Estudios Almerienses).* Monográfico: 200 años de la creación de la provincia y la Diputación de Almería. Almería, IEA, 2024.

Marín Martínez, P. «Los recursos sanitarios». En Diaz López, JP, Martínez Gómez, P, Marzo López, B y Ruiz García, A. (Coord). *Historia de Almería. (Tomo V). La Almería actual.* Almería. Diputación de Almería, 2022.

Marín Martínez, P. «Ramón y Cajal visitó Almería en 1908». En *Sala de Togas*, 86, Dic., 2022.

Marín Martínez, P. «Un siglo de Bibliografía sanitaria almeriense (1875-1975)». En *La Medicina en el siglo XX. Estudios históricos sobre Medicina, Sociedad y Estado.* Málaga. Sociedad Española de Historia de la Medicina, 1998. https://app.dipalme.org/pandora/viewer.vm?id=4355&view=monografias&lang=es.

Marín Martínez, P. (Compilador). *Memoria del Centenario del Colegio de Médicos de Almería.* Almería. Colegio de Médicos de Almería, 2002.

Marín Martínez, P. *El Colegio de Médicos de Almería en su centenario. (1901-2001).* Almería. Colegio de Médicos de Almería, 2000.

Martín Sevilla, A, Angulo Rodríguez, M. y Garrido Cárdenas, JA. *Historia de la ciencia almeriense con nombre de mujer.* Almería. IEA, 2023.

Martínez Castillo, J. *Conductas obstétricas.* Almería. Imprenta Bretones, 1972.

Martínez Castillo, J. *Enfermedades genitales de la mujer.* Almería. Imprenta Bretones, 1970.

Martínez Limones, JA. *La enfermedad avariosis y su tratamiento por el «606».* Almería. Imp. del Sur de España, 1911.

Martínez Lirola, M. *et Al.* «A One Health approach revealed the long-term role of *Mycobacterium caprae* as the hidden cause of human tuberculosis in a region of Spain, 2003 to 2022». *Eurosurveillance.* Vol. 28, Issue 12, 23/Mar/2023.

Martínez Lirola, M. *et al.* «Advanced Survey of Tuberculosis Transmission in a Complex Socioepidemiologic Scenario with a High Proportion of Cases in Immigrants». *Clínical Infectious Diseases.* Vol. 47, Issue 1, 1/Jul/2008.

Méndez Fernández, C, De Miguel Paredes, E, Martínez Garrido, F. *Guía Oficial de las Aguas Minero-medicinales y Establecimientos Balnearios de España. Temporada 1907.* Madrid. Imp. Hijos de J.A. García, 1907.

Mezquita Blanco, J. (Dir.). *Folia Psiquiátrica Internacional.* s.l. 1974.

Mezquita López, M. *Dos años de labor en la Jefatura Provincial de Sanidad de Almería.* Almería. Imp. Granada, 1955.

Mezquita López, M. *Evolución de resultados de la primera campaña de vacunación contra la poliomielitis por vía oral en España.* Madrid, DGS, 1965.

Mingorance Cubero, B. *Gran establecimiento balneario de Alhama de Almería.* Barcelona, Tip. de España y Comp., 1895.

Molina Capel, G. *Memoria sobre los baños de Lucainena de las Torres.* Almería. Imprenta de D. Antonio Cordero, 1853.

Mora Calvo-Flores, F. *Epidemiología del tracoma.* (Mecanografiado). Madrid. Fundación Juan March, ca.1958.

Navarro, R. *Historia de la Sanidad en España.* Barcelona. Lunwerg Ed., 2002.

Palacios Carreño, L. *Enfermedades infecciosas y transmisibles predominantes, con las estadística demográfico sanitaria del quinquenio de 1897 a 1901.* Almería. Papelería e Imp. la Enseñanza, 1903.

Palacios Carreño, L. *Mortalidad infantil y estadística demográfico-sanitaria del decenio de 1895 a 1904.* Almería, Papelería y Tip. Non Plus Ultra, 1905.

Palacios Carreño, L. y Pérez Cano, E. *Cartilla Sanitaria.* Almería. Tip. El Triunfo, 1910.

Palanca, JA. (Pról). *Memoria de la Dirección General de Sanidad. 1949.* Madrid. Gráficas González, ca. 1950.

Parrón Carreño, T. *Efectos nocivos de la exposición continuada a plaguicidas con especial incidencia en la depresión y el suicidio en la zona del poniente almeriense.* (CD-Room. Tesis doctoral. 1994). Granada. Ed. Universidad de Granada, 2007 .

Pascual Rodríguez, J. «Francisco Romero, padre de la cirugía cardíaca». *Medicina e Historia.* (Barcelona), 7, 1985.

Pérez Cano, E. *Estudio bacteriológico del Cólera.* Almería. Tip. de J. Martínez, 1911.

Pérez Cano, E. *Sífilis infantil.* Almería. Tip. de Nicolás Cordero, 1909.

Pérez Martínez, JF. *Escuela de pacientes de cáncer de mama.* s.l. Lestrame, 2019.

Ponce de León Molina, J. *Idea general de las calenturas y en particular de la peste, de la fiebre amarilla y vómito negro.* Granada. 1812.

Ramírez Soler, D. *Senología. Valoración y toma de decisiones en Atención Primaria.* Barcelona. Ed. Médica Jims SL, 2017.

Ramón Rodríguez, G. *Memoria sobre las aguas minerales de Alhama La Seca.* Almería. Imp. de los Sres. Álvarez Hermanos, 1875.

Ramón Rodríguez, G. *Memoria sobre las aguas minerales de Alhama de Almería.* Almería. Tip. Industria y Comercio, 1893.

Roda Rodríguez, J. *La salud por la respiración.* (Traducción del francés del Dr. V. Arhulphy). Almería. Imp. Juan Fernández Murcia, 1909.

Rodríguez Carreño, M. *Topografía médica y estadística de la villa de Dalías.* Almería. Imprenta de Antonio Cordero, 1859`. Edición facsímil con estudio preliminar de Pedro Ponce Molina. Mojácar (Almería). Arráez Editores, 2007.

Rodríguez Carreño, M. *Topografía médica y estadística de la villa de Dalías.* Almería. Imprenta de D. Antonio Cordero, 1859.

Romero i Tugnes, F. «Essai due les moyens de reconnaitre l´existence de la malarie vénérienne, avant son développement; et de la guérir en peu de yours avec la plus grande facilité; nouvelle découverte de un écal intérét aux hommes de l´art et au public. ». París, 1815.

Romero i Tugnes, F. «*Observatio experimentis confirmata, pro hidrope pectoris, pulmonum anasarca, et hydropericardio cognoscendis, et nova methodus dictos morbos operanadi*». París, 1815.

Sayed-Ahmad Beiruti, N., García Galán, R y González Rojo, E. *Salud mental en la inmigración.* Granada. EASP, 2008.

Soriano García, F. *Mirando la ceguera con otros ojos. Cuidando nuestra vida y aprendiendo a vivir en la oscuridad.* Almería. Ed. Círculo Rojo, 2012.

Souto Ibáñez, JA (Dir). *Transformación de la Red Hospitalaria de Andalucía.* Sevilla. Consejería de Salud, 1996.

Szulc, Tad. *The Bombs of Palomares.* Nueva York. The Viking Press, 1967. (Traducción al español por Editorial Seix Barral).

Tapia Garrido, JA. *Almería. Hombre a hombre.* Almería. Monte de Piedad y Caja de Ahorros de Almería, 1979.

Tapia Garrido, JA. *Los baños de Sierra Alhamilla.* Almería. Cajal, 1980.

Tesoro Amate, A (Coord). *Mujer y salud mental: mitos y realidades.* Madrid. Asociación Española de Neuropsiquiatría, 1993.

Varo León, JM *et al.* *Situación y futuro de la Red Hospitalaria de Andalucía.* Sevilla. Consejería de Salud y Consumo, 1883.

Víctor Escribano García. *Discurso leído en la solemne inauguración del curso académico de 1916 a 1917 por el Dr…*». Granada. Tip. Guevares, 1916.

VVAA. *Conceptos Básicos en Obstetricia y Ginecología.* (s.l.). Servicio de Obstetricia y Ginecología del Hospital de Poniente de Almería, 2003.

VVAA. *Jornadas Médicas. Almería.* Granada. *Actualidad Médica,* 1961.VVAA. *Priorización e Implantación del Plan Andaluz de Salud 2005-2008. Almería.* Sevilla. Consejería de Salud, 2005.

VVAA. *V Pleno del Consejo Económico Social Sindical Provincial. Almería.* Almería. Organización Sindical, 1975.

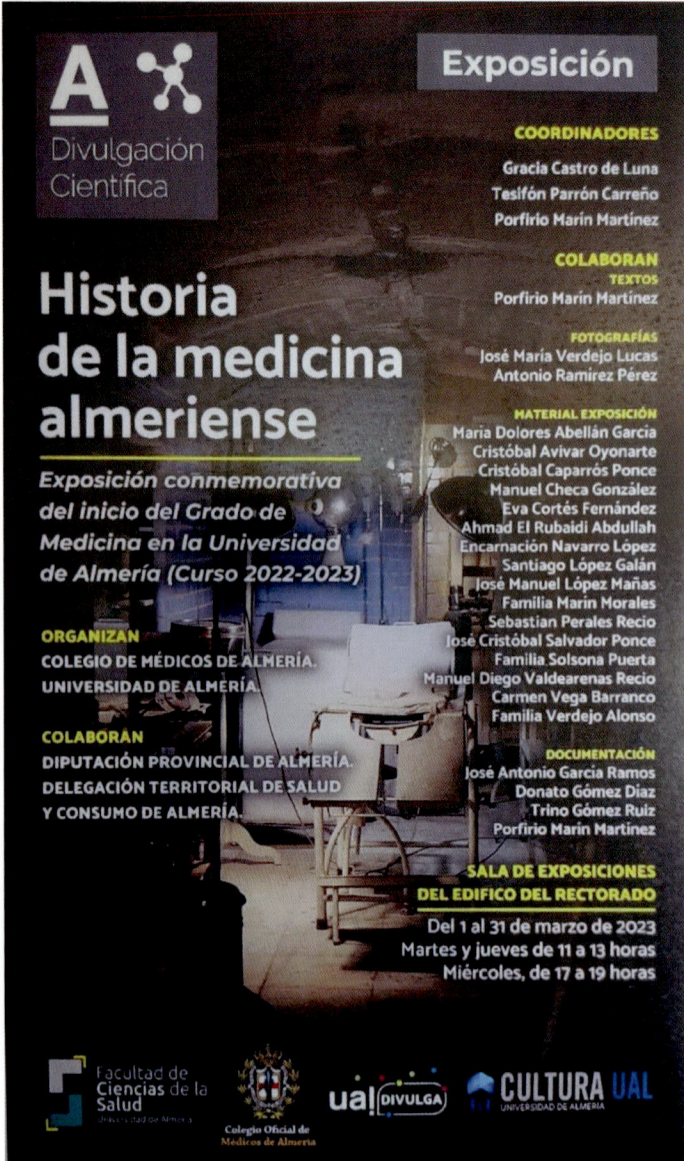

CARTEL DE LA EXPOSICIÓN

«Historia de la medicina almeriense»

(Universidad de Almería-Colegio de Médicos de Almería. Del 1 al 31 de marzo de 2023).

ANEXO:
GALERÍA DE FOTOGRAFÍAS DE LA EXPOSICIÓN

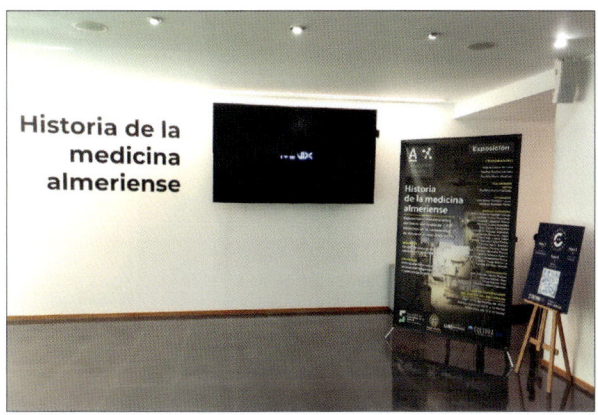

1. Entrada a la exposición «Historia de la medicina almeriense» en la sala de exposiciones del edifico del rectorado de la Universidad de Almería.

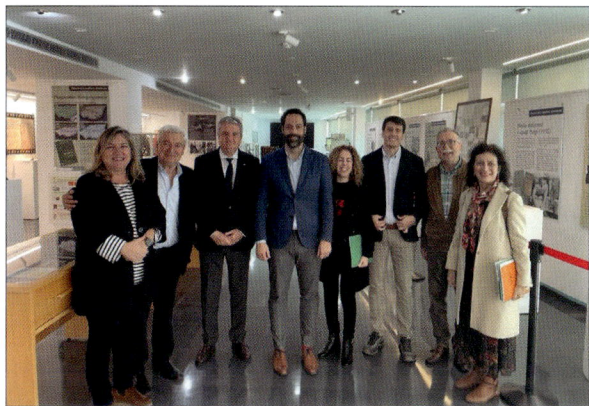

3. Visita a la exposición del director general de Salud Pública de la Consejería de Salud y Consumo de Almería, Jorge del Diego Salas, con su equipo directivo junto con el delegado territorial de Salud, Juan de la Cruz Belmonte Mena, a su izquierda, acompañados por los coordinadores de la misma el día 22 de marzo de 2023. A su derecha se encuentran Isabel Vázquez Rincón, jefa del Servicio de Vigilancia Epidemiológica, Nicola Larusso, asesor técnico de la Dirección, y Teresa Campos García, jefa del Servicio de Coordinación.

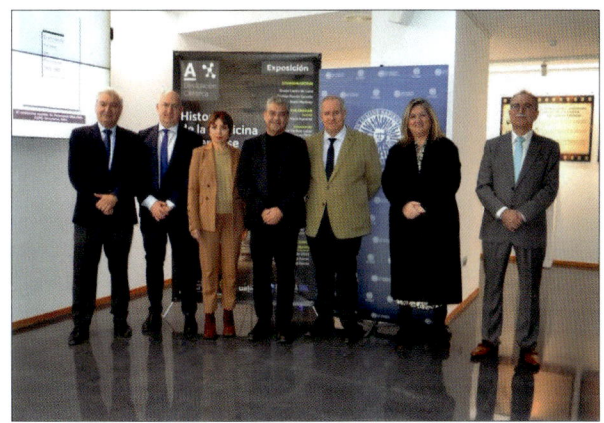

2. Acto de inauguración de la exposición el día 1 de marzo de 2023. De izquierda a derecha se encuentran Tesifón Parrón Carreño, profesor honorífico de las Áreas Médicas, Gabriel Aguilera Manrique, decano de la Facultad de Ciencias de la Salud, María del Mar Ruiz Domínguez, vicerrectora de Investigación e Innovación, Carmelo Rodríguez Torreblanca, rector de la UAL, Francisco José Martínez Amo, presidente del Colegio de Médicos de Almería, Gracia Castro de Luna, vicedecana de Medicina, y Porfirio Marín Martínez, jefe de la Sección de Epidemiología de la Delegación Territorial de Salud y Consumo.

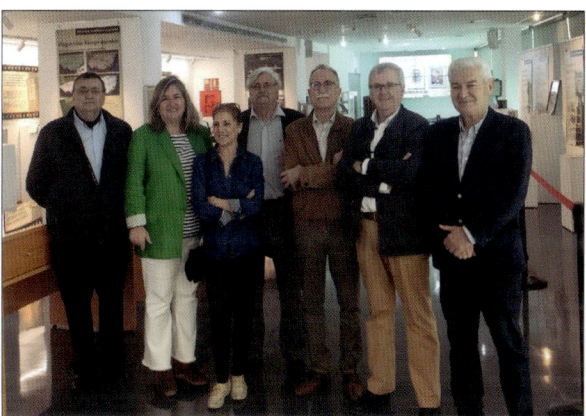

4. Visita a la exposición de los profesores de la Facultad de Medicina de Granada Miguel Guirao Piñeira —segundo de la derecha— y Fernando Girón Irueste —en el centro—, acompañados por los coordinadores de la misma y dos de los colaboradores de la exposición, la doctora M.ª Dolores Abellán García —delante— y Donato Gómez Díaz, profesor de la UAL, —a la izquierda— el día 28 de marzo de 2023.

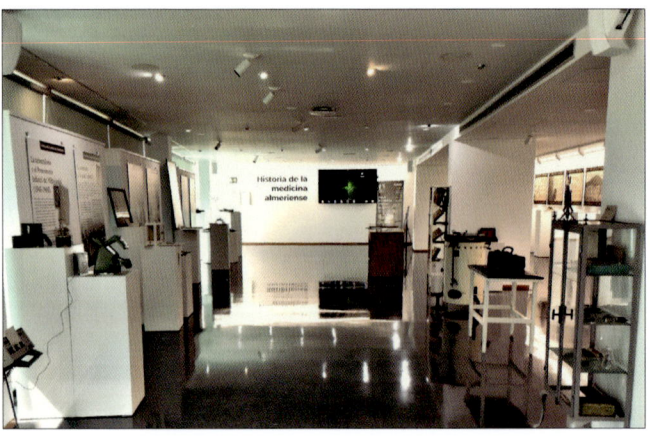

5. Vista general de la exposición desde el fondo de la misma.

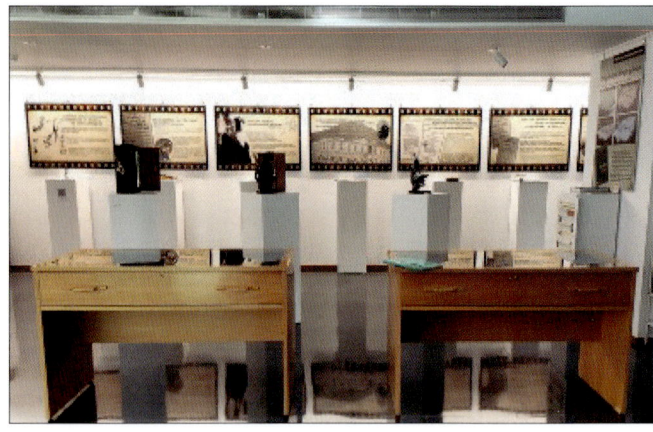

7. Vista parcial de los seis primeros paneles de la exposición —del 1 al 6—.

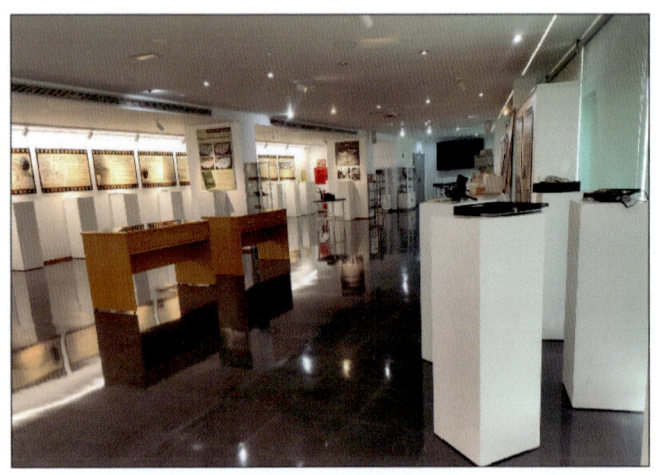

6. Vista general de la exposición desde la entrada de la misma.

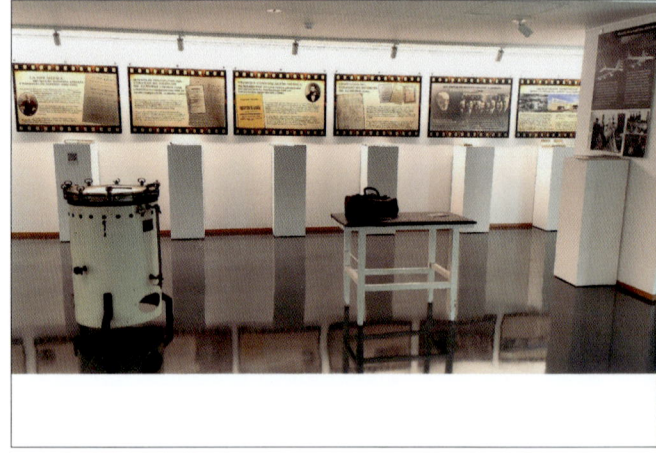

8. Vista parcial de los siguientes seis paneles de la exposición —del 7 al 12—.

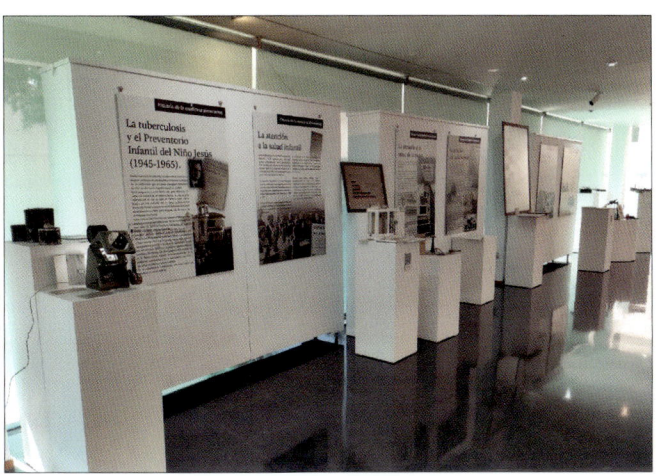

9. Vista parcial de los siguientes seis paneles de la exposición —del 13 al 18— de los ocho «temáticos».

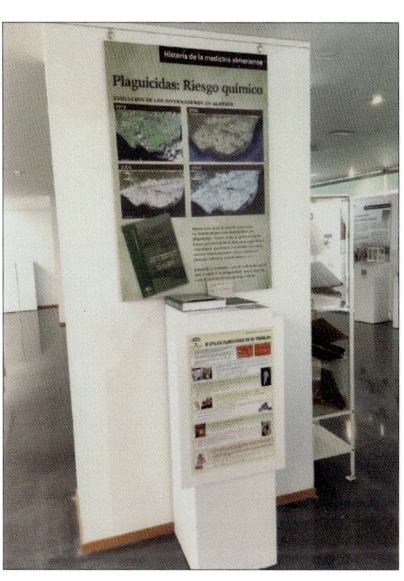

11. Vista del panel 20, sobre «Plaguicidas».

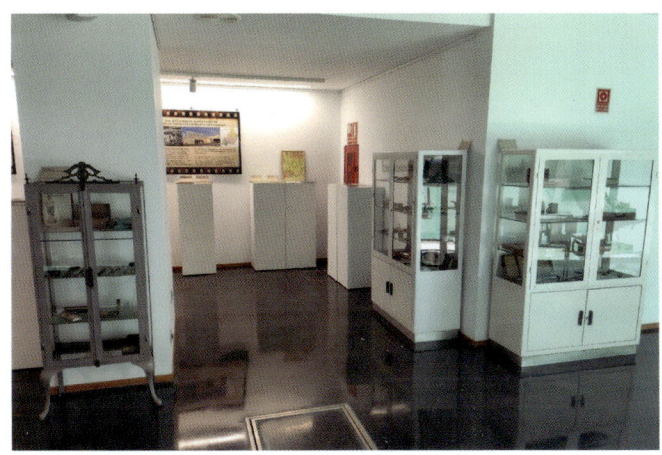

10. Vista de detalle de las tres vitrinas con material e instrumental clínico diverso.

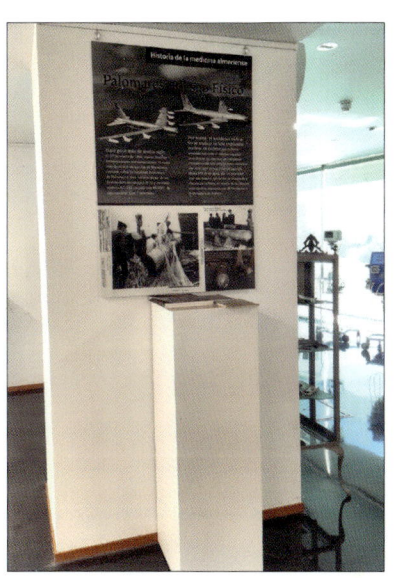

12. Vista del panel 19, sobre «Palomares».

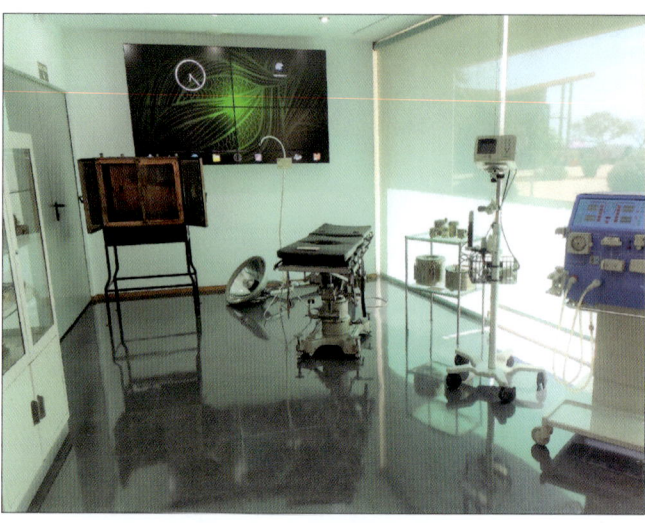

13. Vista del fondo de la exposición donde observamos una estufa para cultivo de laboratorio, una mesa y una lámpara de quirófano con un gotero en medio, una mesita clínica con material de curas y aparataje hospitalario (máquina para diálisis).

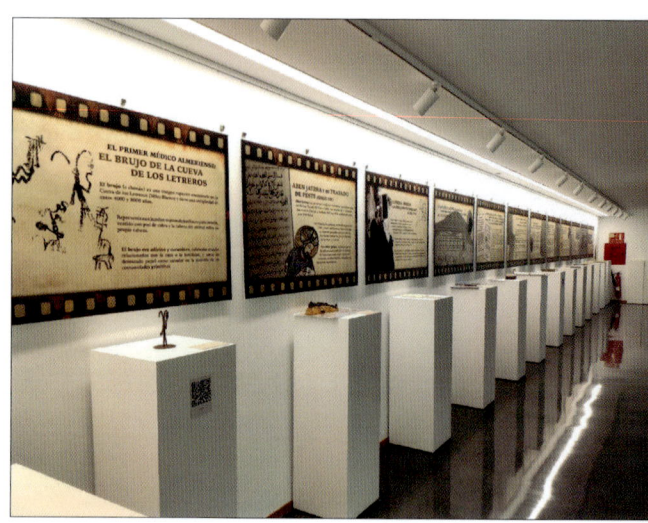

15. Vista parcial de los doce paneles «cronológicos» sobre la Historia de la medicina almeriense.

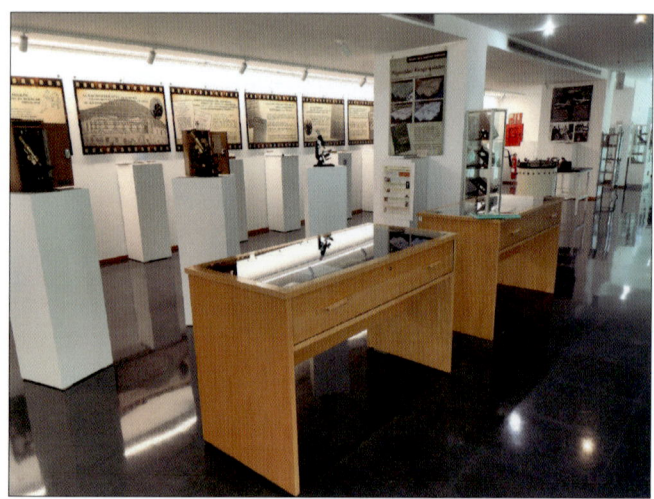

14. Vista parcial de la exposición con las mesas-vitrina en primer plano y vitrina vertical en segundo, mostrando libros y material impreso relacionados con la medicina almeriense.

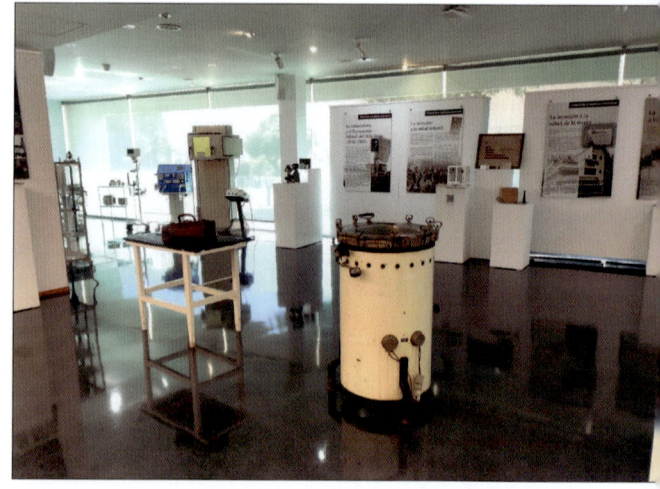

16. Vista parcial de la exposición, con un autoclave y una mesa de exploración infantil en primer plano y un aparato de radioscopia al fondo.

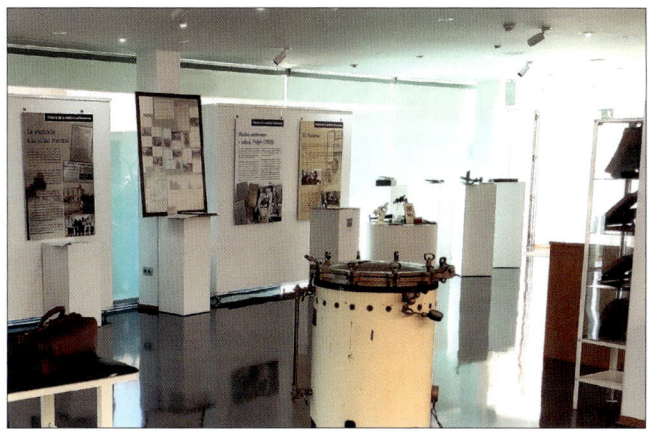

17. Vista parcial con la entrada de la exposición al fondo. Véase entre los paneles de «La atención a la salud mental» y «Medio ambiente y salud» el póster sobre «Salubridad local en Almería. Pasado y presente».

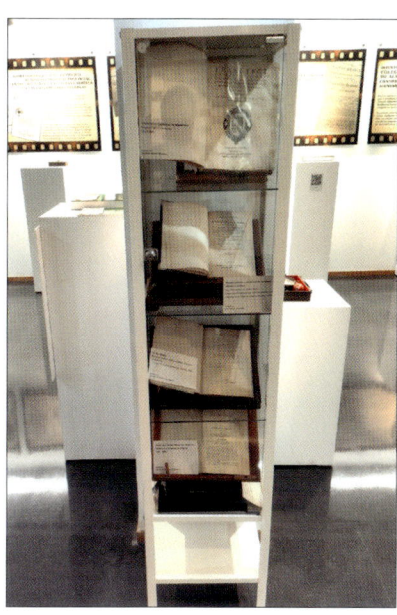

19. Vitrina con libros, revistas y boletines relacionados con la medicina almeriense.

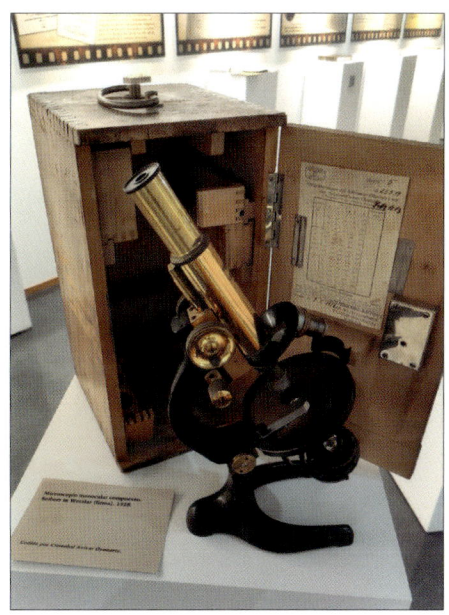

18. Uno de los tres microscopios mostrados en la exposición.

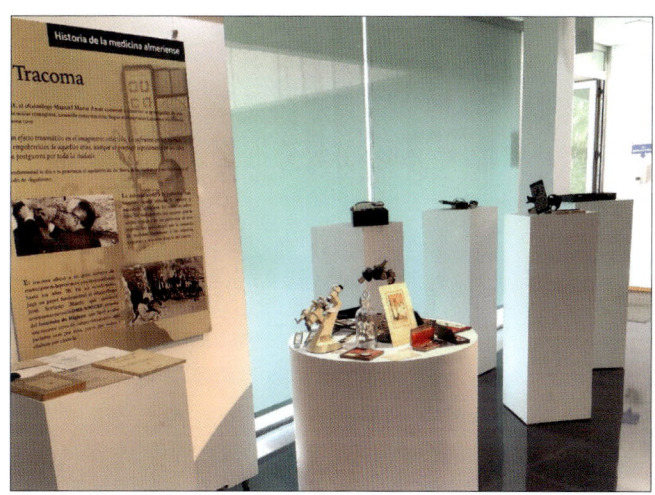

20. Vista el detalle del apartado relacionado con el panel sobre «El tracoma», al final del recorrido de la exposición.

ÍNDICE ONOMÁSTICO

López Moreno, José: 91.

López Muñoz, Juan: 87, 90, 91.

López Ordoño, Gabriel José: 56, 65.

López Piñero, José María: 34.

López Prior, Andrés: 106.

López Rodríguez, Cristóbal: 56.

López Saro, Sara María: 56, 65.

López Seracho, Isabel: 102.

López-Construcchi González, Alfonso: 91.

López-Gay Lucio-Villegas, María del Mar: 91.

Lorente Acosta, José Antonio: 64.

Lorente Carrillo, Miguel: 64.

Lucerna Méndez, María Ángeles: 83.

Luzón García, Pilar: 82.

M

Maldonado Castillo, José Ramón: 83.

Mallou Vicario, Antonio: 86, 113.

Marañón Moya, Gregorio: 74.

Marañón y Posadillo, Gregorio: 30, 64, 67, 69, 70, 71, 73, 74, 83, 111, 115.

Maresca García-Esteller, Ángel: 64.

Marín Amat, Manuel: 56, 72, 83,111.

Marín Enciso, Enrique: 112.

Marín Fernández, Bartolomé: 30.

Marín Martínez, Nicolás: 82.

Marín Martínez, Porfirio: 9, 22, 30, 34, 64, 65, 72, 74, 78, 81, 82, 83, 90, 91, 97, 98, 103, 109, 110, 116, 120, 123, 124, 132, 133.

Marín Morales, Familia, 132.

Marín, Jinesa: 23, 24, 25.

Maroto Vela, María del Carmen: 64.

Márquez Rodríguez, José: 90.

Márquez Soler, Pedro: 113.

Martí y Valls, Josep: 120.

Martín González, Manuel: 91.

Martín Ruiz, María Emilia: 82.

Martín Sevilla, Azucena: 64.

Martínez Amo, Francisco José: 9, 56, 64, 65, 133.

Martínez Antuña, M.: 22.

Martínez Campos, Leticia: 82.

Martínez Carrillo, Fernando: 30.

Martínez Castillo, José: 94, 97.

Martínez de Salazar Arboleas, Alma: 102.

Martínez del Pino, Manuel: 87, 88, 90.

Martínez García, Julián: 18.

Martínez García, Rafael: 44.

Martínez Gómez, Pedro: 78.

Martínez González, Manuel: 74.

Martínez González, Miguel Ángel: 71.

Martínez Lázaro, Joaquín: 113.

Martínez Limones, Juan Antonio: 36, 37, 39, 56, 64, 69, 72, 109.

Martínez Lirola, Miguel: 82, 83.

Martínez Ortega, Alfredo: 77.

Martínez Padilla, José: 30.

Martínez Pinilla, Pedro Antonio: 120.

Martínez Rodríguez, Pedro: 108.

Martínez Sánchez, Patricia: 65.

Martínez Sicilia, Antonio: 94.

Martínez Sicilia, Juan: 86, 90.

Martínez Soler, José Antonio: 65.

Martínez Téllez, Borja: 72.

Martínez Zamora, José: 65.

Martos Ferres, Ramón: 56.

Marzal, Pedro: 34.

Marzo López, Bienvenido: 78.

Mateo Martorell, Manuel: 106.

Meca Martínez, Miguel: 42.

Megino López, Juan Francisco: 54, 64.

Menéndez Fernández, Carlos: 30.

Mezquita Blanco, Joaquín: 101, 104.

Mezquita López, Manuel: 77, 78, 83, 86, 90, 114.

Miguel (de) Paredes, Emilio: 30.

Mingorance Cubero, Benito: 28.

Miró Gutiérrez, José: 91.

Molina Capel, Gaspar: 28, 29, 30.

Solsona Puerta, Familia: 132.

Solsona, Juan Bautista: 27.

Solves Aguilar, Miguel: 65, 72.

Soria Bonilla, Alberto: 91.

Soriano García, Francisco: 114, 116.

Soriano Maciá, José: 112, 113, 116.

Soriano Romera, Francisco: 71, 94.

Soriano Romera, José: 86, 90.

Soriano, Pedro: 27.

Soto Ontoso, Miguel: 102.

Souto Ibáñez, José Antonio: 78.

Suárez Martínez, Luis: 87.

T

Tamarit, Vicente: 34.

Tara Arriola, José: 64.

Tapia Garrido, José Ángel: 28, 30, 74, 90.

Téllez Molina, Isabel: 54, 86, 103.

Téllez Subiza, Gloria: 98.

Tesoro Amate, Amalia: 101.

Tolosa Bharte, Miguel: 87.

Tonda Manzano, Juan José: 19.

Torres (de), Manuel: 44.

Torres Bernabé, Serafín: 93, 94.

Torres Flores, Antonio: 25.

Torres López, Juan Antonio: 103.

Torres Salvador, Antonia: 103.

U

Utrera Cuenca, Federico: 97.

Uzurguzaga Iturriaga, Antonio: 97.

V

Valdearenas Recio, Manuel Diego: 132.

Vallejo Godoy, Silvia: 82, 83.

Valles de Covarrubias, Francisco: 16.

Valverde Cazorla, Leopoldo: 42, 56, 65.

Vargas Vallejo, José: 91.

Varo León, José Miguel: 78.

Vázquez Gutiérrez, Francisco José: 65.

Vázquez López, María Ángeles: 91.

Vázquez Rincón, Isabel: 133.

Vázquez Salmerón, Francisco José: 56, 65.

Vázquez Villasante, Manuel: 113, 116.

Vega Barranco, Carmen: 132.

Vega Benedicto, Manuel: 97.

Velasco Angulo, José: 94, 95.

Velasco Muñoz, José Antonio: 64, 94.

Vera Ruiz, María Angustias: 98.

Verdejo Acuña, Guillermo: 69.

Verdejo Alonso, Familia 132.

Verdejo Alonso, Pilar: 64.

Verdejo Lucas, José María: 132.

Verdejo Ramírez, Guillermo: 45.

Verdejo Vivas, Juan: 64.

Vergara Martín, Jesús: 64, 91.

Vidal, María Engracia: 31.

Vidáur Corteberrí, Manuel: 97.

Vigar Jiménez, Miguel: 65, 72.

Vigar, Miguel (padre): 44.

Villaespesa Quintana, Antonio: 56, 69.

Villanueva Cañadas, Enrique: 64.

Villegas Maldonado, Gracia: 64, 65.

Vivas Pérez, Juan José: 83, 86.

W

Wilson, Dr. Delmar: 118.

Y

Yélamos Rodríguez, Fernando: 124.

Z

Zamora Fernández, Antonio: 72.

Zuloaga Zabaleta, Ignacio: 69, 70.